Dr Jean-Marc ROBIN
Anne DUFOUR

DU TONUS À REVENDRE

•MARABOUT•

Ouvrage dirigé par Bernard Leduc.
Édition : Françoise Colinet.
Correction : Françoise Osteaux.

PRÉFACE

Du tonus à revendre, être en super forme… nous aimerions avoir du punch chaque jour de notre vie ! Mais voilà, les microbes, les aléas de la vie, le manque de sommeil, les carences alimentaires grignotent parfois notre dynamisme. Et surtout, le stress nous guette. Qu'il soit physique, émotionnel ou mental, il nous agresse quotidiennement. Et trop de stress par rapport à nos capacités d'adaptation induit une fatigue. Gare à ne pas la laisser s'installer, elle risque de nous épuiser.

En fonction du type de fatigue, plusieurs solutions existent. La base, c'est une alimentation équilibrée et diversifiée. Elle doit être avant tout saine et savoureuse ! Quant aux compléments alimentaires, ils sont d'un grand secours pour vous retaper plus rapidement, et même vous procurer une forme que vous n'avez jamais connue auparavant. La pratique d'un sport, le massage, le thermalisme sont autant d'aides au maintien ou à la restauration de votre vitalité.

Les études médicales, c'est stressant et fatigant : hôpital le matin, cours l'après-midi, garde aux urgences la nuit… Pendant des années, la fatigue me prenait chaque début d'après-midi. De bonnes habitudes alimentaires, un nouveau mode de vie et la prise de compléments nutritionnels et de plantes, m'ont permis de surmonter le stress et de retrouver la forme. Suite à ce changement, j'ai décidé de passer ma vie à découvrir les bienfaits de ces substances naturelles. J'espère vous en faire profiter au fil des pages suivantes, et ainsi du tonus, vous en aurez à revendre....

Dr Jean-Marc ROBIN
Président de l'Institut de Phytonutrition*
Secrétaire Général de la Société de Médecine Nutritionnelle
Coordinateur du D.U. d'Ingénierie du Vieillissement

* Institut de Phytonutrition, BP 60 151, 14 804 Deauville Cédex

Introduction

Fatigué ? Pas de chance. Vous vous trouvez au mauvais endroit, au mauvais moment. La société actuelle ne supporte pas les gens fatigués, rapidement taxés de « fainéants ». Alors vous essayez de vous soigner afin de ressembler aux créatures pleines de vitalité qui peuplent les films publicitaires, mais là encore, malchance : la médecine n'a rien à vous proposer ou presque. Comme enfin les traitements que l'on vous applique ne résolvent pas votre problème, vous énervez les médecins qui se sentent impuissants. Mettez-vous à leur place : des gens comme vous, ils en voient toute la journée car plus d'une consultation sur deux est motivée par la fatigue. Et puisque les examens traditionnels pour déceler un trouble physique s'avèrent normaux dans l'immense majorité des cas, on vous conseille gentiment de rentrer chez vous et d'y mettre un peu du vôtre. C'est ce que vous allez faire grâce à ce livre.

Un peu de philosophie historique…

Dans l'étrange étude que le philosophe Jean-Louis Chrétien consacre à la fatigue (voir bibliographie), une série de textes nous plongent au cœur de la lassitude de l'Antiquité à nos jours. Qu'en ressort-il ? Qu'au commencement était la fatigue, et que les pauvres humains que nous sommes étaient épuisés bien avant de naître. Alors, qu'on n'aille pas nous raconter que cette caractéristique est endémique à notre génération stressée… En effet, la fatigue accompagne chacun des gestes de nos ancêtres, appelle les plus grandes questions et évoque des problèmes fondamentaux tels que ceux de la mort ou de la temporalité. L'auteur distingue en effet trois fatigues qui ont chacune marqué leurs siècles : la grecque, la biblique et la nihiliste.

La première, liée au mythe de l'infatigabilité, se veut la preuve que l'homme n'atteindra jamais le tonus suprême des dieux : nous sommes voués à la fatigue car notre corps s'use. Dont acte. Les Grecs fantasmèrent alors sur une force physique inépuisable, qui associerait la beauté et la puissance. Mais pas seulement ! Même si les dieux dorment et se reposent, ils jouissent par principe d'une inusable énergie, tandis que réfléchir nous coûte.

La deuxième suit la Bible, où il est question que Dieu se repose le septième jour. Non parce qu'il est fatigué, mais pour s'humaniser, se rapprocher de ses propres créatures imparfaites. Son fils Jésus doit même souffrir de lassitude, d'épuisement et de découragement… « pour voir ».

La dernière, nihiliste, est celle que nous subissons toujours aujourd'hui. Elle intervient après la mort de Dieu et se veut hantée de cette absence de divin. La fatigue nihiliste est d'autant plus bavarde qu'elle proclame n'avoir rien à dire : elle signifie seulement que l'homme ne sait plus quel sens donner au monde.

Bon, les Grecs, Dieu et le monde, d'accord, mais… et nous dans tout ça ?

La mort du petit cheval

Nihiliste ou pas, la fatigue est extrêmement positive. Lourdeur du corps et lenteur de l'esprit permettent à l'organisme de s'économiser afin d'éviter « la mort du petit cheval ». Si l'on visualise à l'aide d'une caméra ce qui se passe dans un corps fatigué, on observe un ralentissement de la transmission nerveuse entre les neurones. Autrement dit, ça flotte un peu dans les rubans de la cervelle et les mouvements sont moins vifs, pour employer une délicate métaphore.

Pour se reposer d'une journée « normale », une nuit « normale » suffit. Pour récupérer après un marathon ou une nuit blanche, quelques jours sont nécessaires. Tout cela est logique. Mais dès lors que la fatigue perdure malgré le repos, il y a problème.

La tristesse du corps

Tout le monde s'en plaint plus ou moins, et beaucoup composent avec elle. Cette « tristesse du corps », comme l'appellent certains, est même l'une des toutes premières causes de consultation médicale. Problème : lorsque dix personnes se plaignent de fatigue, il n'y en a pas deux qui parlent de la même chose. Les enfants ronchonnent parce que l'école dure trop longtemps, les ados se traînent parce qu'ils ne dorment pas assez la nuit, les jeunes adultes se plaignent d'épuisement parce qu'ils sont « suractifs », les amoureux déçus sont épuisés d'amertume, les citadins jettent l'éponge à cause du bruit, les insomniaques voudraient dormir et les retraités sont loin d'être épargnés ! Leur point commun : une perte nette d'énergie. Pourtant, la fatigue n'a rien d'inéluctable, bien au contraire, même si rien que l'idée de retrouver la forme vous achève !

Pour barrer la route à l'ennemi, il faut d'abord le regarder bien en face. Est-ce une fatigue du matin, du soir ou qui intervient en cours de journée ? Est-ce plutôt une lassitude du corps, de l'esprit ou des deux ? Est-elle compatible avec une vie quotidienne normale ou flirte-t-elle avec l'épuisement ? Est-elle soudaine et inattendue ou fait-elle suite, logiquement, à une période de grande activité intellectuelle ou physique ? Est-elle consécutive à un choc, un stress, une séparation, un deuil ? Faire connaissance avec sa fatigue, c'est essentiel, car les solutions pour s'en débarrasser sont bien distinctes.

• **La fatigue du soir.** Elle est normale et découle d'une journée bien remplie. Rien à faire d'autre que d'aller dormir, tout ira mieux demain. Dans ce cas, cette lassitude est positive, c'est la « bonne fatigue » qui nous propulse dans les bras de Morphée pour nous permettre de récupérer. Ce n'est évidemment pas une maladie !

• **La fatigue de « ne rien faire ».** Là, ce sont plutôt les nerfs qui trinquent, et souvent le problème est en rapport avec un changement de rythme. Une sorte de « décalage horaire » personnel. Ce genre de fatigue cède dès lors qu'on s'active, notamment en faisant du sport.

• **La fatigue du matin.** Inutile de s'alarmer, là encore de quelle fatigue s'agit-il ? Si vous vous étonnez de ne pas bondir dès le saut du lit, si vous avez l'impression que la première heure de la journée est un peu « brumeuse », tout est parfaitement normal. Notre corps ne fonctionne pas sous les ordres d'un interrupteur « marche/arrêt », il lui faut un temps d'adaptation entre le lit douillet et le monde extérieur. Si vous lui faites subir un démarrage hystérique, en sautant le petit déjeuner, en vous ruant sous la douche et en partant en courant, ne vous étonnez pas de vous retrouver sur les rotules du matin au soir. Le problème véritable apparaît si, malgré un réveil en douceur, un petit déjeuner qui tient la route, pris dans le calme, et une bonne douche, vous restez dans les limbes. Un malaise physique ou moral plus profond peut en être l'origine.

• **La fatigue due à un mauvais sommeil.** Il est facile de comprendre que si l'on dort mal, ou pas assez, ou trop (mais oui !), on se traîne toute la journée.

L'un dans l'autre
Toute fatigue physique retentit sur le psychisme et inversement. Ces combinaisons portent le joli nom de psychasténie. Une hygiène de vie saine vient à bout d'une fatigue sur deux.

• **La fatigue/déprime.** On peut s'enliser dans la lassitude par manque de motivation. Le « je n'ai envie de rien » marque une composante psychologique et les signes doivent être pris au sérieux, surtout s'ils ne sont pas provoqués par un problème précis. Si vous travaillez beaucoup, peut-être ne vous ménagez-vous pas suffisamment de plages de repos, de sport ou de loisirs divers ? Ou, à l'inverse, dormez-vous trop ? Si ce n'est pas le problème, comptez sur les vitamines spécifiques, les plantes ou l'homéopathie pour vous remettre d'aplomb.

• **La fatigue/surmenage.** Il s'agit là du surmenage au sens large : trop de boulot ou de soucis, mais aussi surmenage digestif (repas trop riches), sommeil insuffisant, etc. Pensez qu'avec l'âge, le corps se fatigue plus vite, et ce qui était simplement un peu « trop » avant entre dans la catégorie « surmenage » à partir d'un certain moment.

• **La fatigue/carence.** Les signes sont faciles à décrypter : coups de pompe à heures régulières, moindre résistance à l'effort, vertiges… Cette fatigue touche surtout les femmes, particulièrement celles qui sont abonnées aux régimes. Une refonte de l'alimentation s'impose, ainsi que, parfois, une cure de vitamines et de minéraux.

• **La fatigue musculaire.** Elle est l'association de plusieurs facteurs. Si l'effort est intense et de courte durée, c'est l'accumulation de l'acide lactique dans les muscles qui prédomine : à vous les crampes, tremblements, la baisse de la résistance à l'effort, mais aussi les douleurs abdominales ou les troubles digestifs. Si l'effort est plutôt prolongé mais moins violent, les voies physiologiques empruntées par le corps diffèrent. Le muscle utilise plus de glycogène (sucre stocké), ce qui peut provoquer des hypoglycémies ; il consomme des lipides, ce qui conduit à la production de produits de dégradation (corps cétoniques) ; la perte en eau, par le biais de la sueur, peut être importante, provoquant à la fois une baisse du volume sanguin et une chute de certains minéraux, qui s'envolent avec la transpiration. La baisse du pH du sang (il devient acide) et les lésions microscopiques des fibres musculaires complètent le tableau. Il est urgent de mettre son corps au repos complet.

• **La fatigue intellectuelle.** Elle fait souvent suite à un long travail mental, type préparation d'examen, et se traduit par une baisse du rendement intellectuel, des troubles de la concentration ou de la mémoire. Clouez une pancarte *« Do not disturb »* sur votre porte mentale et faites un vrai break prolongé, c'est votre seul salut. Des vacances peut-être ? Pour la prochaine épreuve, apprenez par cœur les conseils dans les pages qui suivent, vous verrez la différence !

• **La fatigue sensorielle.** Elle touche le dispositif qui nous relie avec le monde extérieur et ne peut être éradiquée qu'avec le repos des sens : changement radical d'environnement visuel, sonore, tactile, etc. Songez que les organes des sens sont sollicités en permanence par des messages de l'environnement et que les centres nerveux sont donc toujours en fonctionnement. La quantité de ces signaux est normalement assez faible, mais pas toujours ! Si la fatigue liée au toucher, au goût ou à l'odorat n'est pas toujours aisément perceptible, bien qu'elle soit réelle, celle qui accompagne l'audition ou la vision est parfaitement quantifiable. En effet, dans ce cas, il y a un « recrutement progressif » d'un nombre de fibres ou de cellules d'autant plus important que l'intensité du signal est élevée. Nous connaissons tous des exemples de quidams tranquilles rendus « fous » par le bruit des voisins, mais c'est surtout la fatigue visuelle qui entame notre capital « énergie ». La lassitude liée aux divers écrans (ordinateur, télévision) n'est plus contestée, mais on connaît moins la fatigue visuelle « normale ». Une grande part de l'information sur le monde extérieur passe par nos yeux, qui finissent par « saturer » : seul un paysage simple et sans histoire peut alors les reposer, d'où l'effet apaisant que produit la traversée en voiture de mornes plaines ou de blancs paysages montagnards.

• **La fatigue sexuelle.** La sexualité est fragile et fortement influencée par notre vie quotidienne. Ainsi, des crises répétées au boulot peuvent rendre « impuissant », tandis que le stress en excès peut conduire à la « frigidité », à la diminution ou à la perte du désir sexuel. Ce passage à vide est temporaire, fort heureusement ! La fatigue sexuelle n'est qu'un symptôme : il faut rechercher la cause véritable.

• **La fatigue écologique.** Sartre avait brillamment défini cette forme de fatigue, bien avant son appellation champêtre : *« L'enfer, c'est les autres. »* La fatigue écologique résulte de l'interférence entre ses propres rythmes (biologiques, sociaux…) et ceux des autres. Ce type de fatigue entraîne une hypersensibilité à la fatigue musculaire et nerveuse, ainsi qu'une propension à éviter la vie en société. On peut y inclure les sensations de fatigue au niveau d'un groupe ou de situations d'effort collectif se pérennisant (randonneur sur le GR 20 ne supportant plus ses compagnons de marche), ou encore lors d'une perte collective de motivation (grèves).

• **Les troubles de l'humeur.** A priori, ils n'ont rien à faire ici, et pourtant… il faut plaindre les personnes dont l'humeur en dents de scie fatigue tout le monde, et elles en tout premier. Vivre sur les nerfs (entendez « énervé ») est extrêmement fatigant pour l'esprit mais aussi pour le corps, qui subit de mini-crispations permanentes. Irritabilité, hyperémotivité, difficultés relationnelles, intolérance au bruit, anxiété, tristesse, pessimisme et démotivation sont des causes majeures de fatigue. Le corps somatise parfois, ce qui conduit à la spasmophilie – affection fort désagréable et épuisante, aux antipodes d'un trouble imaginaire comme persistent à le penser certains médecins. Entre dans cette catégorie la **fatigue émotionnelle**, suite à un choc affectif ou à une situation stressante qui dure, évidemment peu sensible aux traitements classiques.

• Les médecins rencontrent parfois des personnes qui souffrent d'une véritable **phobie de l'effort**, comme d'autres ont peur de l'eau ou des araignées ! La fatigue s'entretient alors d'elle-même puisque les patients n'osent rien faire de peur d'être épuisés. La psychothérapie est indiquée.

• **La fatigue organique.** Elle apparaît alors que les activités sont fort peu intenses. Elle ne s'explique que par une maladie sous-jacente, qu'il faut rechercher au plus vite.

La liste noire
Les principaux facteurs responsables de la fatigue :
- mauvaise hygiène de vie ;
- consommation excessive d'alcool et de tabac ;
- alimentation déséquilibrée ;
- manque d'exercice physique ;
- sommeil perturbé ou insuffisant ;
- régimes draconiens ;
- stress ;
- surmenage ;
- chocs affectifs (deuil, divorce...).

À chaque âge sa fatigue

Tout le monde l'a remarqué : les **bébés** pleurent, mangent et dorment. Dorment, dorment et dorment jusqu'à 18 heures par jour. Vous ne vous en souvenez pas, mais vous avez fait pareil : c'est pendant le sommeil que les connexions nerveuses se mettent en place, que le corps se développe, que les informations s'enregistrent… Le repos est vital et un bébé qui grogne est souvent simplement fatigué : inutile de lui donner à manger comme le font trop souvent les mères. Il veut du calme, parce qu'en plus le bruit et l'agitation l'agressent énormément. L'empêcher de dormir la journée pour qu'il « fasse mieux ses nuits » est un mauvais calcul : vous allez le rendre insomniaque.

Les **enfants** sont théoriquement en grande forme (et fatiguent les parents), mais leur rythme quotidien effréné vient à bout de leur pêche naturelle. Les journées scolaires sont trop longues et inadaptées à leurs cycles biologiques, le cartable pèse des tonnes, les activités extra-scolaires remplissent leur agenda de ministre : atelier poterie, judo, cours de piano, rattrapage de maths, catéchisme… Ah, tiens, il n'y a plus de place pour jouer et rêver ?

Les **ados** sont fatigués parce qu'ils deviennent des adultes, et que c'est franchement difficile. D'autant que cela se construit à coup de nuits blanches et autres sorties entre copains, ponctuées de fêtes diverses et de rencontres amoureuses « pour la vie ». Sans parler de l'alimentation qui ne ressemble souvent à rien. Mais pas seulement ! Les transformations physiques se traduisent par des grands enfants « tout en jambes et en boutons » qui gèrent comme ils le peuvent cette drôle d'impression de « craquer de partout ». Grandir, c'est éreintant physiquement et psychiquement ! Depuis quelques années, la plupart des adolescentes suivent des régimes sauvages qui entament grandement leur capital-énergie, et peuvent s'avérer carrément dangereux. Les médecins sont très préoccupés par ce problème, d'autant que l'on prive le corps de nutriments très importants au moment où il en a le plus besoin. Il vaut mieux faire la chasse à ces régimes aberrants qu'aux fast-foods.

Les **adultes** sont fatigués par le stress qu'ils entretiennent parfois eux-mêmes et qu'ils subissent à longueur de temps.

Sont-ils vraiment plus sensés que les ados, qu'ils critiquent à propos des fast-foods, des jeux sur Internet, de l'emploi du temps farfelu ? Régimes absurdes et harassants pour les uns, idées fixes professionnelles pour les autres, zapping télé tard dans la soirée pour « se vider la tête » de la journée... et rebelote le lendemain. Les adultes sont-ils vraiment les individus raisonnables qu'ils veulent faire croire ?

Les **retraités** souffrent plutôt d'une fatigue due à l'usure de la « machine ». Certains d'entre eux continuent à en faire « trop » (trop d'activités à la mairie, trop de voyages, de bricolage, etc.), d'autres, au contraire, arrêtent tout, ce qui les plonge dans l'apathie et la fatigue. L'activité raisonnée est la seule solution pour lutter contre cette sorte de « pétrification très déboussolante » rapportée par un senior.

Qu'est-ce qu'on mange, chérie ?

Le cas des femmes est à part. Malgré les progrès indéniables qui ont été accomplis ces dernières années, les faits sont là : la majorité des femmes ont une triple vie. Professionnelle, personnelle et... hormonale. Loin de nous le désir d'entamer des polémiques et des débats sexistes, mais il s'agit d'une réalité.

Ce sont les hormones...
Les femmes subissent leurs hormones plus qu'elles ne les maîtrisent. Les règles (et la période qui les précède) sont fatigantes, la grossesse aussi, la ménopause peut être épuisante, bref : les grandes étapes de la vie d'une femme ne sont pas de tout repos. Pour certaines chanceuses, tout se passe plutôt comme sur des roulettes. Enfin, chanceuses... lorsqu'on y regarde de plus près, ce sont toujours celles qui prennent soin d'elles, se nourrissent correctement, pratiquent un sport. À l'opposé, certaines femmes oscillent d'une fatigue à une autre sans imaginer une seconde que ce n'est pas normal.

Les médicaments anti-fatigue

Ils n'existent pas, et ceci pour une raison fort simple : les médicaments traitent les maladies, et la fatigue n'en est pas une. C'est un déséquilibre biologique, qui devient cellulaire. Aucune Autorisation de Mise sur le Marché (AMM) ne mentionne donc l'indication « anti-fatigue ». Les raisons sont à la fois diverses, floues et explicables.

Le « concept » de fatigue est plutôt vague, et il est donc difficile de mettre au point des essais thérapeutiques rigoureux, au sens scientifique du terme. Par ailleurs, la fatigue touche tellement de personnes que, dans une optique économique, on vous demande gentiment de prendre en charge votre fatigue sans demander des comptes à la Sécurité sociale. Cependant, il existe des médicaments proposés dans tel ou tel type de fatigue. Les antidépresseurs sont (théoriquement) prescrits aux dépressifs, les antiasthéniques à ceux qui souffrent… d'asthénie (fatigue persistante inexpliquée), les psychostimulants sont censés booster les neurones des étudiants, les substances dopantes visent à soutenir l'effort en gommant artificiellement la fatigue, etc.

À savoir

Pour se débarrasser de la fatigue, il faut et il suffit que l'organisme retrouve son équilibre perdu. Ceci passe plutôt par plusieurs petits (ou grands) moyens qui répondent précisément à vos symptômes que par une unique pilule miracle. Une fois sur le bon chemin, vous ne pouvez que gagner, puisque le corps lui-même cherche naturellement et en permanence la santé et l'énergie.

Dans les pages qui suivent, nous avons sagement respecté la classification en usage des différentes fatigues. Nous avons nettement séparé la fatigue psychique, « dans la tête », de la fatigue « physique », du corps. L'une et l'autre sont pourtant intimement liées, en général pour le pire, parfois pour le meilleur. Il faut bien comprendre que votre corps et votre mental ne font qu'un, et cela même si vous le déplorez. D'ailleurs, les physiologistes à la pointe de la fatigue affirment que malgré d'innombrables études menées dans tous les sens depuis plus de quarante ans, des questions fondamentales sur ses causes restent mal comprises. Prenons les muscles et les nerfs, par exemple. Que l'on parle de mal aux jambes ou d'épuisement psychique, l'origine serait finalement similaire : le cerveau ordonnerait à ces sous-fifres de faire grève. De plus, le psychisme et la motivation sont eux aussi fort proches. Ainsi, les seules limites du sportif sont celles de son état musculaire, tandis que le déprimé, moins motivé par l'effort, se sent à plat bien avant. La fatigue est donc double, ce qui inspira au psychiatre Ey : « Être fatigué, c'est ressentir une lassitude et s'y abandonner. »

Debout les morts !

Les moyens décrits dans ce livre pour retrouver naturellement la forme sont à la portée de tous. N'essayez pas de les appliquer tous le même jour : cela ne marchera jamais, et vous laisserez tomber après-demain. On estime que pour modifier une (mauvaise) habitude, le corps a besoin de douceur et d'un peu de temps. En effet, il doit d'abord désapprendre l'ancienne, puis la remplacer par la nouvelle tout en intégrant le bien-fondé de ce changement ; mettez-vous à sa place, ce n'est pas si simple. Imaginons que, pour chaque conseil proposé dans ce livre, vous vous accordiez une semaine. Très rapidement, vous constaterez une amélioration de vos capacités, mais aussi de votre humeur et même de votre bien-être en général. Au bout du programme, vous serez comme neuf. Quels que soient votre âge, votre état de départ, vos performances, vous pouvez toujours vous sentir encore mieux. Dans l'immense majorité des cas, votre tonus est entre vos mains… et dans votre assiette ! À condition de ne pas seulement lire ce livre, mais d'appliquer les conseils qu'il propose…

CHAPITRE I

L'ASSIETTE DU TONUS

L'énergie, c'est le nerf de la guerre. Le premier réflexe : améliorer ses apports énergétiques, notamment en protéines. Cela ne signifie ni manger moins, ni manger plus, mais manger mieux !

Les grandes bases incontournables

• Le petit déjeuner bourré de sucre est un non-sens diététique. Insistez sur les **protéines** le matin et le midi, privilégiez les glucides complexes le soir. Les protéines sont dynamisantes tandis que les sucres lents constituent plutôt une réserve d'énergie, parfaite pour le jeûne de la nuit.

• Le poisson contient autant de protéines que la viande, mais moins de graisses saturées. C'est mieux !

• Les protéines animales sont complètes et bien assimilées. Pour absorber correctement les protéines végétales, il faut toujours associer les céréales aux légumineuses. Les protéines animales valorisent leurs cousines végétales. C'est pourquoi les plats traditionnels comme le gigot aux haricots blancs, le petit salé aux lentilles ou le riz au lait sont des exemples d'associations particulièrement réussies.

LES ALIMENTS LES PLUS RICHES EN PROTÉINES (en g pour 100 g)		
Protéines animales	Viande, charcuterie, volaille, foie, gibier	18 à 20
	Poisson, coquillages, crustacés	18 à 20
	Fromages fermentés	18 à 24
	Œuf	12 à 14
	Lait	3,5
	Graines de soja	38
Protéines végétales	Lentilles, haricots, pois chiches, pois cassés, fèves (crus)	25
	Fruits oléagineux : cacahuètes, amandes	18 à 24
	Pâtes (crues)	13
	Céréales	8 à 12
	Pain	7
	Riz cru	8
	Maïs en grain	9

• Il est souhaitable de consommer environ 1 g de protéines par kilo de poids corporel (si vous pesez 60 kg, vous devez manger 60 g de protéines par jour).

• Ne jamais faire l'impasse sur les **acides gras oméga 3**. Non seulement ils aident les Esquimaux à faire face aux pires agressions climatiques (exemple à suivre, même sous nos climats plus tempérés), mais surtout ils fluidifient les membranes cellulaires. Et alors ? Simple : les globules rouges oxygènent mieux le corps, les mitochondires (centrales énergétiques de nos cellules) travaillent plus efficacement, le travail biochimique des noyaux cellulaires est facilité. Si tout cela vous semble compliqué, retenez que le corps, cerveau compris, fonctionne mieux avec oméga 3 que sans.

• Les huiles de maïs et de tournesol (qui sont les plus consommées et de loin) sont les moins conseillées : elles contiennent très peu d'oméga 3, et beaucoup trop d'oméga 6. Évitez-les.

Acides gras – oméga 3 (en g pour 100 g cru)		
Source animale	Anguille	19,6
	Hareng	14,9
	Saumon frais	13,6
	Thon	13,00
	Maquereau	11,00
	Saumon fumé, anchois	9,00
	Rouget	7,80
	Mulet	6,70
	Sardine	5,10
Source végétale	Huile de lin	57,00
	Huile de colza	10,00
	Huile de soja	7,00
	Huile de noix	5,00
	Huile d'olive (extra-vierge)	1,00
	Huile d'arachide	0
	Huile de maïs	1,00
	Huile de tournesol	0

• Les huiles de lin et de colza présentent les meilleurs rapports oméga3/oméga 6. C'est oui.

• L'huile d'olive contient peu d'oméga 3, mais elle apporte d'autres acides gras très intéressants (mono-insaturés). C'est oui.

• Les « gros matériaux » cités plus haut (protéines, lipides, glucides) resteraient inertes sans les micronutriments qui permettent de les transformer en énergie. Les indispensables sont représentés par le magnésium et les vitamines A, B, C et E.

- Le magnésium est « surutilisé » quand les besoins énergétiques augmentent car il participe aux processus métaboliques de fabrication de l'énergie. Le manque de magnésium est par conséquent une des raisons majeures de la perte de tonus. Il en résulte une fatigue chronique, des coups de pompe, de l'anxiété, une plus grande difficulté à réparer les dégâts cellulaires dus aux radicaux libres… et une tendance à la spasmophilie pour certaines personnes (voir p. 140). Meilleures sources de magnésium : voir p. 38.

- Série B : la vitamine B6 agit en synergie avec le magnésium : les vitamines B1, B2, B3 jouent un rôle direct dans l'élaboration de l'énergie.

Meilleures sources naturelles de vitamines B
Porc, poulet, noisettes, foie, pain complet, lentilles, céréales complètes, pommes de terre, œufs, champignons, yaourt, viande, pain complet, légumes verts cuits, poivron, thon, dinde, saumon, autres viandes et poissons, légumineuses, farine de blé entière, fruits.
Attention ! Le foie est un excellent fournisseur de vitamines B, mais c'est aussi un organe d'élimination : préférez-le issu d'un animal bio.

- Reste à protéger de l'oxydation vitamines et acides gras. C'est le rôle des antioxydants, brillamment représentés par leurs chefs de file : le bêta-carotène (provitamine A), les vitamines C et E.

Meilleures sources d'antioxydants… et autres bons plans
Fruits de saison chaque jour ; en hiver, optez pour les fruits exotiques, particulièrement riches en antioxydants (mangue, papaye, goyave, ananas frais). Évitez toujours les fruits hors saison, qui sont surtout gorgés d'eau et de conservateurs. Si vous avez une furieuse envie de fraises en novembre, préférez les fruits congelés. Les stars de l'hiver restent la châtaigne (très bien pourvue en magnésium et glucides complexes) et la banane.
Céréales complètes et légumes frais chaque jour ; pour les fibres et tout un tas de bonnes choses…

Fruits de mer quand vous le pouvez, pour leur richesse en magnésium (pensez aux bulots !).

Protéines du matin, malin
Viande, poisson, œufs et végétaux riches en protéines servent à fabriquer des substances dynamisantes. Le petit déjeuner doit donc, logiquement, en apporter. Sinon, ne vous étonnez pas de rester dans les limbes jusqu'à l'heure du déjeuner où, espérons-le, vous consommerez un plat complet (comprenez : incluant une source de protéines). Une feuille de salade accompagnée d'une rondelle de tomate ne constitue PAS un repas complet. Votre corps puisera alors sa dîme dans son propre stock de protéines : épuisement garanti, et prise de poids assurée à court terme.

Glucides lents du soir, bonsoir
Légumineuses, céréales complètes (le riz, les pâtes ou le pain blanc ne sont PAS des glucides lents), petits pois, chocolat (quelques carrés seulement svp !) doivent figurer à chaque repas et en quantité suffisante. Les œufs, les laitages, les viandes – dont la dinde –, le poisson, le soja, la tomate, l'aubergine, l'avocat, le pain au blé complet, la banane, la datte, la noix, la prune sont des précurseurs de tryptophane. Ce dernier donne naissance à une substance, la sérotonine, qui apaise et aide à dormir.

De tout un peu, un peu de tout
Toutes les catégories d'aliments doivent être représentées chaque jour : viande ou poisson, fruits et légumes, céréales, produits laitiers (seuls les yaourts nature sont recommandés).

Ne laissez pas s'envoler les vitamines

Acheter des aliments riches en vitamines, c'est bien. Tout gâcher par un mauvaise stockage ou une préparation inadéquate, c'est mal. Pour maîtriser le B.A-Ba de la cuisine vitaminée, il faut un minimum d'équipement :

• **Un couteau économe :** bien aiguisé, il permet d'ôter une fine pellicule de peau, sauvegardant ainsi une bonne partie des substances nutritives du légume ou du fruit.

• **Des récipients en verre** opaque et/ou en acier inoxydable. Ils sont indispensables pour éviter le rancissement des huiles riches en acides gras polyinsaturés. Huiles de noix, de germes de blé et autres graines doivent être conservées dans un endroit sombre, frais, hermétique… et consommées rapidement.

• **Une brosse à ongles.** Pas pour les ongles ! Pour brosser les fruits avec de l'eau et du savon, afin d'éliminer la pellicule de cire et les pesticides de surface. Cela évite de peler les fruits.

• **Des poêles et casseroles de qualité.** Si elles sont de type Téflon, il faut veiller à ce que le fond ne soit pas rayé, ni simplement usé. Non seulement elles perdent alors leurs qualités anti-adhésives, mais certains composés toxiques, utilisés pour que le revêtement adhère au fond en acier ou en fonte, sont révélés à la chaleur et migrent dans les aliments. Il existe plusieurs couches successives de produits d'accrochage, puis des silicones, des plastifiants phtaliques… Éviter de même les instruments en aluminium. Ce métal se transforme très vite, créant des substances oxydantes : une fois absorbé par l'organisme, l'aluminium détruit la vitamine C et favorise la rétention du plomb. Les meilleurs ustensiles restent encore en terre pour la cuisson à l'étouffée ou au four, et en pyrex car ce verre résiste à la chaleur et à l'acidité des aliments. Les épaisses poêles en inox restent chères à l'achat mais résistent plus d'une décennie sans se déformer : elles sont parfaites, de même que l'acier inoxydable et la fonte. Attention cependant à la fonte émaillée et à l'acier émaillé qui contiennent parfois du plomb dans leur émail. Le plomb est particulièrement toxique pour l'homme.

• **Des couvercles hermétiques,** pour éviter que les nutriments ne s'évaporent avec la vapeur d'eau. Toutes les bonnes odeurs de cuisine qui flottent agréablement dans la maison sont des nutriments en moins pour vous…

• **Un vaporisateur d'huile,** ou au moins un pinceau en bois et soie naturelle. Ces ustensiles permettent de limiter le recours aux corps gras pour beurrer moules et plats. Attention aux pinceaux en plastique qui fondent au contact d'une casserole chaude.

Concernant la préparation des aliments, il faut :

• **Couper les légumes,** les fruits, les noix, les graines, les herbes… juste avant de les servir ou de les faire cuire. En coupant les végétaux, on libère une enzyme qui détruit la vitamine C, et l'aliment s'oxyde alors à vitesse grand V. Vous pouvez rétablir l'équilibre en arrosant les parties découpées de jus de citron.

• **Ne pas laisser tremper** les aliments dans l'eau, sauf les légumineuses. Lavez à grande eau et brossez les carottes. Les nutriments – surtout les minéraux – migrent facilement dans l'eau de trempage… et dans le siphon de l'évier.

• Choisir **la bonne huile** pour la bonne utilisation.

La chaleur apprivoisée

Cuisson et santé sont dans un bateau, et pour qu'aucune ne tombe à l'eau, unissons-les à tout jamais par les liens sacrés du mariage. La chaleur est fille du feu, qui exalte la saveur tout en facilitant l'absorption des nutriments et en éliminant certaines toxines. Mais mal maîtrisée, elle peut aussi tuer des substances vitales, fabriquer des poisons… Pour rester en bonne santé, apprenons à dompter le fauve.

Huile	Salade	Basse température	Forte température
Olive	X		X
Arachide			X
Sésame			X
Maïs		X	
Noisette	X	X	
Colza	X	X	
Pépins de raisins		X	
Carthame		X	
Soja	X		
Germes de blé	X		
Noix	X		

Ce n'est pas parce que faire cuire ses aliments est une pratique répandue qu'elle est anodine. Les minéraux passent à la trappe, les vitamines sont décimées, des substances douteusement cancérigènes naissent... Découragés, certains concluent que mieux vaut retourner à la case départ et manger cru. Ils n'ont pas complètement tort, car les assiettes de crudités et les salades de fruits devraient être quotidiennes (et non des espèces de luxe que l'on s'octroie aussi rarement que du foie gras).

Mais la cuisson présente des avantages certains : les préparations ont meilleur goût, la chaleur tue la plupart des microbes, facilite le métabolisme des glucides, et rend comestibles une grande variété d'aliments. Au passage, cette sorte de « prédigestion » qu'est la cuisson soulage le travail de l'estomac, ce qui remet en circulation notre énergie vitale, alors disponible pour autre chose.

Donc, ce n'est pas le principe de la cuisson qui est remis en cause, mais plutôt la pratique. Quels modes de cuisson et quels ustensiles adopter pour préserver au mieux les qualités nutritives de l'aliment et éviter la formation de substances indésirables ? Quels sont les avantages et les inconvénients des cuissons sèches et humides ? Discernement et subtilité entrent en jeu, car le grand secret, c'est qu'on ne cuit pas la viande, les légumes et les céréales de la même façon. La deuxième grande règle à retenir et à ériger en dicton, c'est : « chaleur douce et cuisson rapide ».

Le dicton du jour
Cuisson : plus c'est long, moins c'est bon.

Quand il faut passer à la casserole…

• **Matières grasses :** on commence par elles, parce que l'idée, c'est d'en utiliser le moins possible. Pour autant, cela ne signifie pas qu'il faille faire carrément l'impasse. Contrairement aux idées reçues, seule l'huile d'olive résiste à de fortes chaleurs, et donc à la friture par exemple. Il ne faut cependant pas tout noyer sous l'huile d'olive, quand bien même elle est de première pression à froid. Il existe maintenant des vaporisateurs d'huile, qui permettent de mettre la juste dose : remplissez-en un avec de l'huile d'olive. Ou encore utilisez un pinceau pour huiler directement l'aliment à cuire. Donc, huile d'olive pour les cuissons, et la même ou celle de colza pour les crudités. Évitez vraiment la cuisson au beurre et à la crème : mieux vaut en ajouter une noisette après, directement sur le plat.

• **Viandes :** c'est sûr, les amateurs de viande ne vont pas apprécier, mais c'est bouillies, à l'étouffée ou à la vapeur que les viandes conservent le plus de vitamines et de minéraux. À condition de consommer le bouillon (du pot-au-feu par exemple). La cuisson à la poêle, au four ou – pire – au grill est moins recommandée (vitamines partiellement détruites, apparition de petites substances cancérigènes). Mieux vaut encore le barbecue, mais uniquement dans les règles de l'art.

Le barbecue du samedi soir

Dessus, devant, dessous, c'est la grande question… Dans un barbecue « classique », le problème est le suivant : lorsque la graisse contenue dans le poisson ou la viande arrive sur les braises, une réaction chimique appelée pyrolise la transforme en diverses substances cancérigènes, dont le tristement célèbre benzopyrène. On en trouve aussi dans les aliments trop grillés (le « noirci »). En fait, ce n'est pas le principe du barbecue qui est en cause, mais la température de cuisson : dès que les 100 °C sont dépassés, les protéines animales sont transformées en poisons. Si c'est de temps en temps, ce n'est pas grave, mais évitez les barbecues systématiques, ou optez pour un modèle vertical, qui laisse s'écouler la graisse loin de l'aliment, limitant ainsi les risques.

• **Poissons :** ils sont parfaits à la vapeur (en plus, aucune odeur dans la cuisine !), ou pourquoi pas au four. Évitez les papillotes aluminium + citron (le citron fait passer des particules d'aluminium dans l'aliment, ce qui est toxique).

• **Légumes :** la grande loi de l'osmose règne en maître. En substance : l'eau attire à elle entre 30 et 75 % des minéraux, et appauvrit du même coup vos tendres légumes… sauf si vous consommez le bouillon bien sûr. Donc, si vous tenez à la cuisson à l'eau, salez au moins en début de cuisson pour limiter ces échanges. De toute façon, 50 % de la vitamine C partiront aux oubliettes (contre seulement 10 à 20 % pour la vapeur ou l'étouffée). Pour les vitamines B1 et B2, les pertes lors de la cuisson à l'eau sont 30 % plus élevées, toujours par rapport aux deux autres types de cuisson. Que nous reste-t-il ? Les cuissons brèves, où les aliments jetés dans l'eau bouillante ou sautés dans le wok ou la poêle chaude quelques secondes ou quelques minutes, ressortent croquants, savoureux et vitaminés. Sinon, la vapeur, toujours la vapeur… Mais même là, ne traînez pas : un chou cuit en 10 minutes perd 21 % de sa vitamine C, contre 70 % s'il reste sous les feux de la rampe pendant une heure. Et par pitié, n'épluchez pas les pommes de terre, sauf pour la purée (si vraiment vous y tenez, vous pourrez les éplucher après la cuisson). Petit rappel au passage : les pesticides, métaux lourds et nitrates, vont eux aussi quelque part, c'est-à-dire dans l'eau du bouillon si vous préparez une soupe maison. Dans ce cas, pas d'état d'âme : des légumes bio sont évidemment conseillés, surtout si le potage est destiné à de jeunes enfants.

Respectez les traditions culinaires : salez l'eau en début de cuisson. Toujours pour contrer l'effet d'osmose, car l'eau salée attire moins les sels minéraux contenus dans les aliments. N'ajoutez pas de bicarbonate de soude à l'eau de cuisson : cette technique reste encore employée pour que les légumes conservent leur couleur verte, mais elle détruit la vitamine C.

• **Légumineuses :** c'est l'exception qui confirme la règle. La règle d'or « moins on cuit, mieux c'est » ne s'applique pas à ces aliments, qui répondraient plutôt à la suivante « plus c'est long, plus c'est bon ». La seule cuisson qui leur convienne est longue et douce, avec un départ à froid et après une nuit de trempage. Comme rien ne remplace le temps, laissez cuire doucement, jamais à gros bouillons, et ne salez qu'en fin de cuisson, sinon les légumes conservent une certaine dureté.

• **Céréales :** là, l'eau reprend ses droits, à condition de faire cuire les céréales dans le volume d'eau adéquat (en fin de cuisson, il ne doit plus rester d'eau, ainsi vous conservez tous les minéraux). Jeter quelques grains dans 60 litres d'eau ne sert qu'à noyer les minéraux qui se retrouveront… dans le siphon de l'évier. Cette catégorie d'aliments, riches en vitamines, est assez résistante à la chaleur. Le pain s'en tire moins bien…

Les gagnants sont…
Dans la course à la palme d'or du meilleur mode de cuisson, nous avons retenu deux grands candidats, ex aequo. La cuisson vapeur et la cuisson à l'étouffée (cocotte en fonte, pas Cocotte-Minute !). Notre préférence va à la première, car elle est sans doute plus simple à pratiquer pour un néophyte (il suffit d'attendre que l'eau bouille, de jeter les légumes ou les viandes dans le compartiment adéquat, et d'attendre que ça se passe). Mais la cuisson à l'étouffée est à préférer pour tous les plats qui génèrent de l'eau (donc du jus en final). Toutes deux respectent au mieux les vitamines. Une règle incontournable pour la vapeur : il faut toujours attendre que l'eau bouille avant de mettre les aliments à cuire dans le panier.

SENSIBILITÉ DES VITAMINES

Vitamine	Chaleur	Lumière	Oxydants	Humidité
A	+	++	++	0
D	+	++	++	0
E	+	+	+	0
K	0	++	+	0
B1	++	+	0	+
B2	0	++	0	0
B3 (PP)	0	0	0	0
B5	+	0	0	+
B6	0	+	0	0
B8	0	+	0	0
B9	0	+	++	0
B12	0	+	0	+
C	+	+	++	+

D'après le centre d'information sur les vitamines.

Pour lire ce tableau : la vitamine A, par exemple, n'est pas affectée du tout par l'humidité (0), tandis que la chaleur l'agresse un peu (+) et la lumière beaucoup (++).

Les grandes erreurs à ne plus commettre

• Maintenir au chaud un plat. Si tout le monde n'a pas les mêmes horaires diététiques à la maison, mieux vaut encore réchauffer un plat que de le maintenir chaud pendant plusieurs heures. Les vitamines n'y résistent pas.

• Le réchauffage, s'il est préférable, est cependant peu indiqué lui aussi. Les légumes perdent tout leur intérêt vitaminique.

• Croire que la cuisson tue tous les microbes. Elle en tue certains, et sous certaines conditions. Si un produit vous semble douteux cru, ce n'est pas la cuisson qui va l'améliorer. Poubelle.

Coups de pompe et sucres lents

Les sucres à index glycémique élevé (anciennement « sucres rapides ») passent rapidement dans le sang, où ils provoquent une sécrétion accrue d'insuline, qui va se dépêcher de faire entrer tout ce « carburant » dans les cellules. On se sent bien, repu, béat. Mais pour un temps seulement. Parce que dès que le sucre a été « rangé », son taux chute donc dans le sang, ce qui « appelle » à nouveau du sucre. Sinon, hypoglycémie au programme : fatigue, sueurs, maux de tête et même évanouissements. Comme il n'est pas question de manger des pâtisseries ni des « bonbecs » toute la journée, mieux vaut opter pour des aliments riches en sucres « lents », c'est-à-dire qui entrent plus progressivement dans les cellules.

Si vous avez tendance à vous gaver de toutes les bonnes choses classées dans la colonne de droite du tableau ci-dessous (« à éviter »), revoyez vos apports en sucre. Ce simple réflexe permettra à votre corps d'être ravitaillé en douceur, ce qui reléguera les « coups de pompe » au rayon des antiquités.

Le tableau suivant est simplifié, car pensez que, lors d'un repas, vous ne mangez jamais un aliment seul : tous s'influencent entre eux, selon leur ordre d'arrivée, le type de cuisson, l'origine botanique de l'amidon, le degré d'hydratation, le degré de mastication, la nature chimique du sucre de l'aliment, etc.

TABLEAU INDEX GLYCÉMIQUE			
Aliments	**Index glycémique**		
	bas (inférieur à 50) RECOMMANDÉ	**moyen (entre 50 et 74)** ATTENTION	**élevé (supérieur à 75)** À ÉVITER
Sucres	Fructose	Saccharose	Glucose, miel
Céréales petit déjeuner	All-Bran	Porridge	Corn flakes, Chocopops, Spécial K Kellogg's
Pains	Pain aux céréales, pain au son d'avoine	Pain de seigle, pain complet	Baguette, pain blanc
Gâteaux	Muffin à la banane	Croissant, gâteau de Savoie, pâtisserie	Gaufre
Produits laitiers	Lait, yaourt, crème anglaise	Crème glacée	
Boissons	Jus de pomme	Jus d'orange, Fanta	Coca
Céréales	Pâtes aux œufs, vermicelle, spaghetti, nouille, ravioli à la viande	Couscous, riz blanc, basmati, brun	Riz rapide
Légumes	Petit pois, pois chiche	Carotte, betterave, pomme de terre (entière)	Frites, purée en flocons, pommes de terre cuisinées
Fruits	Abricot sec, orange, raisin, cerise, pêche, pamplemousse, pomme, poire, raisin	Banane, ananas, kiwi, mangue	Pastèque
Légumineuses	Lentille, haricot sec, soja		Fève
« Extras »	Chocolat, cacahuètes	Barre chocolatée, pop corn, chips, pizza au fromage	

Les exceptions qui confirment la règle

• Le **pain** avalé seul est un sucre « rapide », mais il devient « lent » mélangé à d'autres aliments si ces derniers sont « lents », par exemple un sandwich poulet/crudités. De même, tartiné de beurre le matin, il est digéré plus lentement, ce qui atténue le « coup de barre » de 11 heures.

• Des **pâtes** cuites *al dente* entrent dans la catégorie « lent » tandis que, plus cuites, elles deviennent « rapides ».

• Les **frites** et la **purée** ont un index très élevé, tandis que la pomme de terre simplement préparée à la vapeur est un sucre « lent ».

• Les **céréales du petit déjeuner**, contrairement à ce que l'on croit, sont des produits à index glycémique rapide, voire très rapide si elles sont en plus sucrées, ce qui est le cas de la grande majorité des produits, notamment pour enfants. En revanche, certaines céréales « brutes » sont vivement conseillées le matin, comme l'avoine ou les céréales complètes bio sans sucre ajouté. Rien ne vous empêche de les agrémenter avec des fruits secs et du miel. Vous constaterez la différence dès le premier jour.

• Les **fibres** (présentes dans les végétaux et les céréales) ralentissent la vidange de l'estomac, et donc l'assimilation des sucres. Efforcez-vous de consommer des légumes et des fruits à chaque repas.

• Le **chocolat** est relativement lent car les graisses qui entrent dans sa composition ralentissent le passage du sucre dans le sang.

• **Attention à l'alcool**, aux boissons contenant de la **caféine** ou du **cola** (café, thé, certains sodas) ainsi qu'au **tabac** : ces substances ont une incidence négative sur la glycémie.

Perdez du poids

Lorsqu'on est bien enrobé, on a plus de graisse, et donc moins de muscles. De plus, on doit supporter plus de poids. Conséquence logique : pour un même effort, ou à la fin d'une même journée, la fatigue est plus importante.

Un surpoids léger est sans conséquence, il ne faut surtout pas se « focaliser » dessus. En revanche, un réel surpoids, ou une obésité massive, doivent toujours inciter à consulter. Perdre du poids est le premier geste « tonus » à accomplir si on en a besoin. Mais pas n'importe comment, surtout ! L'objectif n'est pas de manger moins pour punir son corps, mais de réapprendre à s'alimenter correctement.

N'oubliez pas que nous sommes tous différents, et que si votre voisine a perdu du poids grâce à une technique, elle peut avoir l'effet inverse sur vous. Prenez notamment en compte votre profil hormonal contre lequel il est totalement vain de lutter. Ainsi, si vous êtes plutôt du genre « stress », vous mangez sans doute un peu trop sans vous en rendre compte, tandis que si vous êtes « leptine », vous ne mangez au contraire pas assez, et votre corps stocke un maximum : dès que vous mangerez plus, il se détendra et laissera filer les kilos ! Il existe un livre entier sur le sujet, dont nous vous conseillons vivement la lecture (*Maigrir selon son profil hormonal* – voir « bibliographie » en annexe).

Attention !
Les régimes sévères sont absolument à fuir ! Non seulement ils ne servent à rien (les études montrent que 95 % des candidats se retrouvent avec plus de kilos après avoir suivi un régime, quel qu'il soit), mais de plus ils provoquent des carences en vitamines et minéraux, elles-mêmes à l'origine de fatigue. Ne parlons même pas des régimes « fruits et légumes », où les protéines font souvent cruellement défaut, alors qu'elles sont essentielles pour être en forme.

Ne vous lancez pas dans des régimes farfelus

Déjà que les médecins sont sceptiques envers les régimes « normaux », rien ne les met plus en fureur que les diètes sauvages et absurdes.

Non seulement se nourrir n'importe comment n'a jamais fait maigrir personne (régime ananas, ou salade verte, ou carrément jeûne), mais surtout, les régimes fatiguent, d'autant plus qu'ils sont à répétition. C'est même l'une des causes majeures de fatigue chez la femme, et peut-être la première. N'allez pas croire que vous pouvez « ruser » en avalant des tubes entiers de vitamines, alors que vous privez votre organisme de calories et de nutriments qu'il est en droit d'attendre, ça ne marche pas comme ça ! D'une part, en diminuant le seuil de la ration calorique, vous ne mangez tout simplement pas assez, d'autre part, vous abaissez dangereusement vos apports en vitamines et minéraux, ce qui provoque des dysfonctionnements certains dans la machine. Sans compter que parfois, ces diététiques peu inspirées s'accompagnent de traitements à base de diurétiques et/ou de laxatifs, et donc d'une déperdition de potassium. Épuisement, prise de sang et supplémentation sous surveillance médicale garantis !

Le goûter, c'est la santé !

Si les adultes gardaient de leur enfance la saine habitude du goûter, tout fonctionnerait mieux dans ce monde. D'abord, le surpoids reculerait – eh oui ! Il est prouvé que les goûteurs réguliers sont plus minces que les autres. Une étude expérimentale montre même que si l'on supprime à ces sages adultes leur « quatre-heures », ils grossissent ! C'est qu'en insérant un quatrième repas dans la journée alimentaire, on répartit instinctivement mieux ses calories, et on est moins attiré par les aliments très rassasiants (et très caloriques). Par ailleurs, le fait de savoir que l'on va bientôt avaler son goûter limite considérablement les grignotages, voire les supprime.

Mieux, il ne s'agit pas de faire un goûter « allégé » type une pomme et un verre d'eau. Faites-vous carrément plaisir ! Comme toujours, les aliments les plus simples sont les meilleurs. Le duo pain + chocolat (pas le pain au chocolat des boulangers !) est plébiscité par les nutritionnistes. Glisser quelques carrés de chocolat dans un quart de baguette, c'est du 100 % plaisir, des protéines, des glucides corrects, du magnésium, des antioxydants, du calcium (si au lait), du cuivre : le paradis, surtout si vous y ajoutez un fruit. Mais si vous préférez le pain d'épice ou une barre de céréales, c'est vous qui voyez. Et surtout, le goûter permet de faire une pause : on en ressort en forme et le sourire aux lèvres, c'est pas génial ?

Fou de magnésium

Nous serions tous bien inspirés d'augmenter nos apports en magnésium. Les premiers candidats sont les spasmophiles, les personnes stressées, les femmes au régime (« aigu » ou « chronique »), les sportifs et tous les « athlètes du quotidien », c'est-à-dire les gens fatigués. Tous ces boulimiques de magnésium doivent augmenter leur ration quotidienne de ce minéral magique.

Les adultes sont censés ingérer 6 mg de magnésium par jour et par kilo de poids corporel, et ce chiffre grimpe vertigineusement dès lors qu'on est soumis à un stress quotidien. Or, une bonne fraction de la population ne reçoit même pas les 2/3 des apports recommandés « de base »... En effet, les produits raffinés (sel blanc, pâtes blanches, farine blanche) ont perdu au passage le magnésium qu'ils contenaient. Ceux riches en sucre et en graisses sont dramatiquement pauvres en magnésium et, pire, un régime riche en graisses empêche même son absorption. Heureusement, il nous reste le chocolat… boudé par la majorité des femmes au régime, ce qui représente du monde ! L'apport alimentaire, donc, est insuffisant. Quant à nos pauvres nerfs stressés, ils sont d'autant plus réactifs que nous manquons de magnésium… et un déficit nous rend plus sensibles au stress. Un cercle vicieux partagé par bon nombre de nos concitoyens.

Dans l'intimité de nos cellules

Le magnésium sert à tout : comme la vitamine D, il aide le calcium à se fixer sur l'os ; il régule la contraction musculaire de la tête aux pieds ; il lutte contre les manifestations allergiques ; il participe à la formation de collagène, une substance indispensable pour tous nos tissus. Même le cerveau, qui n'est pas du genre à faire n'importe quoi, le tient pour important : il en consomme dix fois plus que les autres organes !

Attention !
Les contraceptifs oraux (pilule) accentuent les pertes (donc les besoins) en magnésium. Idem pour les œstrogènes fabriqués par le corps. Les deux se conjuguent pour intervenir dans le syndrome prémenstruel. Toutes les femmes sous pilule et/ou sujettes aux désagréments précédant les règles devraient augmenter leurs apports en magnésium.

Le manque de magnésium augmente la vulnérabilité au stress de façon spectaculaire. Ceci est particulièrement vrai pour l'exposition au bruit. Mais en réalité, comme tout stress provoque une fuite urinaire du magnésium, les petites misères de la vie forment une coalition pour vider nos stocks dans la journée. Et le soir, la simple vue d'un poil de chat sur le canapé nous plonge dans des abîmes de désespoir nerveux. À l'inverse, un bon statut en magnésium réduit considérablement l'impact du stress, notamment en empêchant la sécrétion de cortisol, une hormone qu'il vaut mieux ralentir dans son élan.

Tout serait si simple s'il suffisait de prendre du magnésium pour le garder ! Mais non, les cellules stressées le laissent fuir, comme on l'a vu, et le remplacent entre autres par du sodium. Pour « imperméabiliser » la cellule, et donc limiter les fuites, la taurine est requise. Elle protège les membranes cellulaires, préserve les équilibres entre minéraux. Sa botte secrète ? Elle fixe le magnésium dans la cellule. Inutile donc de se bourrer de ce dernier si nos cellules se comportent comme des passoires. Enfin, le magnésium sans vitamine B6, c'est comme Dupont sans Dupond : une erreur. Les deux fonctionnent main dans la main et œuvrent dans un même but : votre bien-être. Conclusion ? Une supplémentation en magnésium oui, mais avec taurine et vitamine B6 incorporées.

À lire et à oublier

On ne trouve jamais de magnésium à l'état pur dans la nature. Il est toujours combiné à d'autres éléments chimiques, notamment la silice. Il est cependant très répandu dans les sols, dans les végétaux (il entre dans la composition de la chlorophylle) et dans l'eau de mer : les océans abritent 60 millions de milliards de tonnes de magnésium !

Le bon plan : les eaux minérales riches en magnésium

En cas de vie « normalement » stressante, une alimentation quotidienne riche en magnésium suffit à répondre aux besoins. Les meilleures sources de magnésium sont : les fruits de mer (surtout les bulots), le chocolat, le cacao en poudre, les fruits secs, les oléagineux (noix de cajou, amandes, noix du Brésil…), les dattes, le pain complet, les épinards, les bettes à cardes, les haricots verts, les noix, les céréales, le germe de blé, les céréales de son, le soja. Mais un litre quotidien d'eau riche en magnésium (Arvie, Badoit, Contrex, Courmayeur, Hépar, Quézac, San Pellegrino, Talians) peut couvrir jusqu'à 1/3 de nos besoins. On peut recharger ses « batteries » en quatre jours. Si vous êtes fatigué(e), stressée(e), etc., que risquez-vous à essayer ? Si vous avez du mal à boire toute cette eau, pensez à préparer le thé (café) avec elle, ou éventuellement à cuire vos aliments dedans.

En cas de « coup dur » ou de période stressante à l'horizon, une supplémentation en magnésium est le bon réflexe. Non seulement vous serez beaucoup plus serein, mais encore vous sortirez de votre épreuve moins épuisé.

Si vous vous supplémentez en magnésium
Il ne faut pas déséquilibrer le délicat rapport calcium-magnésium, qui forme un couple un peu explosif mais cohérent. Le supplément en magnésium est à prendre au quotidien, comme « traitement de fond », tandis que le calcium est à choisir en cas de fatigue nerveuse brutale. Lorsque des envies de meurtre s'insinuent dans votre esprit ou que les premiers signes d'une crise de spasmophilie vous rappellent à l'ordre, jetez-vous sur un comprimé effervescent de calcium (500 mg). L'effet calmant est immédiat et durable.
Attention ! La supplémentation en magnésium est contre-indiquée dans les cas suivants : cystite, myasthénie (maladie musculaire), bradycardie (un trouble cardiaque particulier), insuffisance rénale grave.

Mon tonus et mes intestins

Notre budget défense est important. En effet, 5 milliards de cellules immunitaires patrouillent inlassablement dans notre corps, nous protégeant d'une mort certaine plusieurs fois par jour. Tous ces soldats ont pour charge d'éviter la pénétration et la prolifération des germes, des virus et hôtes en tout genre. Ils ont carte blanche pour tout type d'intervention, que ce soit sur la peau, dans l'œil, dans les intestins ou le sang, bref : ils sont partout. Leurs armes sont variées et la qualité de l'armement repose en grande partie sur notre alimentation et notre état de fatigue physique et nerveuse. En effet, aussi étrange que cela paraisse, notre QG immunitaire se trouve dans… nos intestins !

« *Gentilles bactéries cherchent virus et bactéries nuisibles pour opération "nettoyage"* »

Les ennemis de mes ennemis sont mes amis. Ce principe fondamental, connu depuis toujours par les agriculteurs bio, trouve ici une application médicale particulièrement limpide. L'appareil digestif est habité par 100 000 milliards de bactéries. Certaines sont bénéfiques (L.acidophilus, bifidobactéries), d'autres non (streptocoques). Toutes constituent notre flore intestinale, où cohabitent des centaines d'espèces différentes, un vrai zoo ! L'équilibre de cette flore, relativement précaire, se définit par la prédominance des gentilles bactéries sur les dangereux trublions potentiels. C'est de cette harmonie, relativement précaire, que dépendent en grande partie notre réponse immunitaire et notre tonus en général.

La flore intestinale remplit de multiples fonctions. Elle permet de synthétiser les vitamines B et K. Elle digère ce qui a échappé à l'estomac. Elle dégrade le cholestérol, réduisant son taux. Elle transforme certains médicaments afin de les rendre efficaces (on compte alors sur une flore en bonne santé, alors que ce n'est pas toujours le cas !). Elle permet la dégradation complète des aliments et l'élimination des déchets : ceci est particulièrement important car, en cas de dysfonctionnement, ces derniers s'accumulent et l'organisme s'intoxique. C'est aussi grâce à cette même flore que nous assimilons correctement les nutriments. Lorsqu'elle est désorganisée – et un rien la perturbe : stress, alimentation inadaptée, changement de climat… –, l'immunité est moins efficace, le tonus est en baisse. Les bactéries néfastes prennent le dessus ; c'est exactement ce qui se passe lorsqu'on développe une mycose suite à un traitement antibiotique. Pour rééquilibrer tout ce petit monde essentiel à notre santé, offrez-lui une cure de ferments lactiques. Les bonnes bactéries reprendront le dessus. Pensez-y si vous souffrez de petites infections qui traînent ou de manifestations digestives permanentes désagréables (problèmes de transit, constipation ou l'inverse).

En pratique
Si on trouve ces ferments bénéfiques dans certains yaourts (pas tous !) et dans quelques légumes (artichauts, bananes, oignons), leur présence y est notoirement insuffisante pour venir à bout d'un problème de fatigue inexpliquée, allergie alimentaire, candidose intestinale. Il faut alors une vraie cure intensive (ferments disponibles en pharmacie). La cure s'étend en général sur deux petites semaines.

À savoir
Une flore intestinale perturbée, c'est l'assurance de mal assimiler les vitamines et minéraux des aliments mais aussi des suppléments alimentaires. Inutile de se nourrir idéalement et de se ruiner en comprimés si les nutriments ne sont pas absorbés !

Pour ou contre la caféine

La caféine (café, thé, cola) fatigue. En effet, si elle génère souvent une euphorie momentanée, elle stimule également la fabrication de cortisol, une hormone du stress qui augmente le rythme cardiaque et la tension artérielle. Le stress s'aggrave et appelle « un autre café ». On peut facilement imaginer qu'une consommation quotidienne, même modérée, puisse induire un stress permanent. C'est d'ailleurs justement ce que recherchent les consommateurs assidus de « petits noirs » qui redoutent une baisse de vigilance en l'absence de leur caféine.

En réalité, la caféine ne stimule pas, mais empêche les cellules nerveuses de recevoir les signaux « apaisants » que fabrique naturellement le cerveau. Les neurones restent ainsi sur le qui-vive de façon forcée, en puisant dans leurs réserves. En outre, la caféine, surtout si elle est associée à du sucre, peut déclencher une hypoglycémie réactionnelle, ou chute du taux de sucre dans le sang. Résultat : fatigue, irritabilité et appétit insatiable.

L'une des grandes injustices de la vie, c'est que le seuil de tolérance à la caféine est éminemment variable d'un individu à l'autre. Les personnes qui bénéficient d'un équipement enzymatique puissant détruisent rapidement la caféine et supportent une consommation parfois phénoménale de café. Les autres ont plus de mal à éliminer le toxique, ce qui ne veut pas dire qu'elles ne prennent pas de plaisir à siroter une tasse après le déjeuner…

Âmes sensibles s'abstenir

La caféine est un alcaloïde qui perturbe les centres nerveux et provoque des réactions nerveuses chez les personnes qui y sont sensibles. Aux États-Unis, l'Association psychiatrique américaine classe d'ailleurs le caféisme (intoxication à la caféine) parmi les troubles mentaux. Cela permet ainsi aux psychiatres de ne pas faire « l'impasse » sur le sujet lors de l'interrogatoire d'une personne angoissée ; ainsi, l'association estime que plus de 25 % d'entre elles seraient soulagées en arrêtant la prise de caféine plutôt qu'en continuant de s'intoxiquer tout en prenant un médicament anti-angoisse en plus ! En effet, beaucoup d'individus « café-addicts » ne pensent pas en avaler des quantités déraisonnables alors qu'ils boivent parfois 10 à 15 tasses par jour, voire plus ! Les personnes déjà sujettes à des angoisses devraient être particulièrement attentives à leur consommation de caféine car, chez elles, cela peut carrément mener à des attaques de panique, même avec 2 ou 3 tasses seulement. Les grands buveurs de thé sont aussi concernés, de même que les forts consommateurs de colas.

En pratique

• **Pas question de se priver de café** (ou de thé) si c'est un plaisir ; à raison de 2 à 3 tasses par jour, vous n'en tirez d'ailleurs que des bénéfices : la caféine tient en éveil et la queue à la machine à café est un grand moment de convivialité qu'il ne faudrait pas rater… Cependant, au-delà de 5 tasses par jour, vous épuisez vos neurones sans leur rendre service. Mieux vaut ralentir la cadence. Dans tous les cas, boire sans sucre est préférable, c'est pourquoi les boissons au cola (type Pepsi, Coca-Cola, etc.) ne sont pas conseillées.

• **Le café n'a jamais nourri son homme**, et en consommer une tasse le matin sans rien manger est une aberration.

• **La chicorée**, dont les qualités gustatives sont reconnues par les dégustateurs de café eux-mêmes, apporte moitié moins de caféine. De plus, elle possède certaines propriétés intéressantes, notamment digestives. Elle est tonique pour le cerveau tout en écartant l'insomnie. Elle est conseillée aux travailleurs de nuit, premières « victimes » de l'abus de café, ou à ceux qui ont « besoin » de boire leur litre de café chaque jour.

• Qu'il provienne de votre pot de « Nes » ou du café du coin, le café contient grosso modo la même quantité de caféine.

• **Le café décaféiné n'est pas un bon plan** : non seulement il contient toujours de la caféine (environ 6 mg par tasse, contre 60 à 120 pour un « normal »), mais aussi des résidus toxiques du solvant. Mieux vaut une tasse de bon café naturel que plusieurs « déca ».

• **Le tabac accélère l'élimination de la caféine**, et incite le fumeur à boire plus de café. C'est pour cela que ces deux « drogues » ont toujours fait bon ménage…

Le cas particulier du thé
Nul ne conteste plus les bienfaits du thé. Certes, il contient de la caféine (appelée alors théine), mais chaque tasse en apporte deux fois moins que le café. Par ailleurs, qu'il soit noir ou vert, le thé apporte des quantités appréciables de substances protectrices, dont des antioxydants. Ces derniers seraient même plus efficaces que les vitamines C et E, pourtant réputées dans ce domaine !

Maîtrisez votre production de sérotonine

Dans notre cerveau, la communication passe par des neurotransmetteurs (l'équivalent des hormones). Deux d'entre eux nous intéressent particulièrement car ils se battent en quelque sorte pour nous plonger dans la fatigue ou nous en sortir. La sérotonine est le messager qui prédispose à la somnolence et à l'endormissement, tandis que la dopamine incite exactement à l'inverse.

Pour fabriquer ces neurotransmetteurs, le cerveau utilise les éléments qui composent les protéines de nos aliments : les acides aminés. L'un d'entre eux, le tryptophanc, cst précurseur de sérotonine, tandis que les acides aminés dits branchés (valine, leucine, isoleucine) deviendront, eux, de la dopamine. Or, tous ces acides aminés empruntent le même chemin pour atteindre le cerveau, ce qui signifie qu'il y a une forme de compétition entre eux. Si l'on consomme plus d'acides aminés branchés, soit sous forme alimentaire, soit sous forme de compléments alimentaires, ils prendront la place du tryptophane et empêcheront l'excès de sérotonine.

Trop de sérotonine rend « mou »

Cela fait déjà plus de dix ans que des chercheurs ont émis l'hypothèse que la fatigue physique et psychique avaient une seule et même cause : un excès de sérotonine dans le cerveau. Cette piste de recherches, déjà mise en pratique avec succès auprès de certains athlètes, est essentielle car c'est l'une des seules hypothèses spécifiques pour prévenir et traiter la fatigue, et de plus sans effets secondaires puisqu'en prenant des suppléments alimentaires d'acides aminés, on ne mange ni plus ni moins que des « morceaux » de protéines.

Comment abaisser son taux de sérotonine
Si vous vous sentez mou, démotivé, aussi bien physiquement que mentalement, peut-être êtes-vous submergé par des flots de sérotonine ? Supplémentez-vous en acides aminés branchés pendant quelques temps. Mieux vaut essayer cela que des produits « anti-fatigue » plus agressifs et moins efficaces. Les résultats sont très rapides : en quelques jours, vous devez déjà vous sentir nettement mieux.

Pas assez de sérotonine rend agressif

À l'inverse, une sérotonine en grève, et son propriétaire devient de mauvaise foi, agressif et déprimé. Et se jette sur les aliments sucrés. Quelques bonbons ou un pain au chocolat, et tout va mieux, la vie redevient merveilleuse, les gens sont charmants… pendant quelques heures.

Pourquoi est-on attiré vers les produits sucrés, surtout en cas de souci ou juste avant les règles ? Parce que l'ingestion de tels aliments provoque la sécrétion de sérotonine, une substance apaisante et anti-stress fabriquée par le cerveau. Ce message, qui circule de neurone en neurone, nous plonge dans un état de béatitude que nous cherchons, légitimement, à reproduire. Dès lors, on peut devenir véritablement « accro » au sucré et se comporter effectivement ainsi sur le plan alimentaire, c'est-à-dire avaler 3 à 6 collations riches en sucres par jour. Notre objectif inconscient ? Passer d'un état irritable à un état calme et propice à la concentration. Le résultat ? On prend 1 kg par mois, le fond du problème ne s'améliore pas, et surtout l'organisme se fatigue, puis s'épuise.

Comment augmenter son taux de sérotonine ?

En privilégiant les aliments riches en sucres « lents » ou en oméga 3 (voir p. 21). En suivant une cure de complément alimentaire riche en 5-htp, qui se transforme en sérotonine dans le corps. Cette substance peut rendre vraiment service. Vous l'apprécierez particulièrement si vous avez quelques kilos à perdre au passage, et que vous n'y parvenez pas à cause de ces fichues fringales…

Attention !
Augmenter son taux de sérotonine ne concerne que les personnes qui sont sujettes aux fringales incoercibles ainsi qu'aux sautes d'humeur assez violentes. Ne cherchez pas à faire de même si vous êtes fatigué psychiquement, vous obtiendriez sans doute l'effet inverse à celui recherché. Gérer sa production de sérotonine ne signifie pas en fabriquer des quantités industrielles, mais produire ce qu'il faut au bon moment.

Carencé en fer ? Tiens, voilà du boudin !

La carence en fer est relativement fréquente. Elle entraîne forcément une léthargie plus ou moins importante, puisque le fer transporte l'oxygène aux cellules via le système sanguin.

Moins de fer = moins d'oxygène = moins d'énergie.

Les hommes sont rarement carencés en fer. En revanche, les femmes sont souvent « limites » ou même franchement en dessous des apports minimaux recommandés. C'est parce qu'elles en perdent une quantité plus ou moins importante chaque mois, en fonction de l'importance de leurs pertes de sang (100 à 250 g). Les règles sont plus longues (et abondantes) chez les femmes porteuses d'un stérilet. Et pourtant, il suffirait de compenser par une alimentation riche en fer. Sauf que parfois, cela ne suffit pas parce que, pour x raisons, le fer peut être mal assimilé par l'organisme. Ou encore que les règles deviennent vraiment et soudainement TRÈS abondantes, ce qui peut signer un problème gynécologique (fibrome, endométriose…). Si vous constatez un tel changement et qu'il se répète chaque mois, n'attendez pas pour consulter.

L'aliment le plus riche en fer, c'est le boudin noir. On en trouve aussi des quantités appréciables dans le foie, les viandes, les moules et le pigeon.

Un peu de savoir fer

Le fer est un formidable accélérateur de vieillissement lorsqu'il est consommé en excès ; aussi la complémentation « sauvage » est fortement déconseillée. Bien choisir son produit est très important. Le bisglycinate ou le fer chélaté aux protéines sont les formes les mieux assimilées, contrairement à un médicament « standard » prescrit depuis des années. Il faut toujours prendre un supplément en fer à distance des autres nutriments (au moins 30 minutes d'intervalle).

Il ne faut pas prendre de suppléments en fer si l'on n'en manque pas, même pendant la grossesse : les dosages sont obligatoires. En effet, chez la femme enceinte, l'absorption du fer est 3 à 10 fois supérieure !

L'alcool tue

Un verre ça va… On connaît la chanson. Mais un verre + un verre + un verre… répété chaque jour, ça fatigue pour plusieurs raisons. L'alcool affaiblit à la fois physiquement et mentalement, c'est un véritable poison. Au point qu'il n'est pas simple de mener des études sur des animaux en laboratoire, car presque aucun n'en boit spontanément. L'alcoolisme est absolument incompatible avec une vie saine et une santé optimale. Il entraîne une mauvaise absorption de l'ensemble des nutriments, pouvant mener à des carences graves. Il gêne le sommeil et, par extension, amoindrit les capacités de récupération physique et psychique qui se déroulent normalement pendant la nuit. En outre, il affaiblit tous les organes sans exception, mais surtout les systèmes nerveux et digestif. Le foie est le premier organe touché (voir p. 117).

De plus, les buveurs impénitents négligent souvent leur alimentation, et il en résulte des carences vraies en vitamines B et en oligoéléments. Cette situation préoccupante est responsable de nombreux troubles du système nerveux (trous de mémoire, comportement asocial, troubles de la personnalité, affabulation). Comme parallèlement l'alimentation n'apporte pas les ingrédients « nettoyeurs » du foie, tels que les fruits et légumes, la situation ne peut pas s'arranger.

Il faut donc manger, autant que possible :
- des fruits et légumes, bonnes sources de vitamines ;
- de la viande maigre, du poisson et des fruits de mer, pour leur teneur en protéines ;
- de l'huile d'olive, des œufs et des céréales complètes pour la vitamine E ;
- le moins possible de graisses, surtout saturées (produits laitiers, fromages, viandes grasses) mal tolérées par un foie déjà malmené.

Limiter les effets de l'alcool : vive le (bon) gras !

Au départ, l'alcool fluidifie les membranes des cellules, c'est-à-dire leur enveloppe. Pour compenser cette inutile souplesse, l'alcoolique développe des mécanismes d'adaptation qui tendent à rigidifier au contraire cette membrane. Peu à peu, le système se met en place, et les cellules n'en viennent à fonctionner normalement que sous l'effet de l'alcool : sans lui, le buveur se sent terriblement mal car la rigidité n'est alors plus compensée par la souplesse. Seul un petit verre lui fait du bien… jusqu'au prochain.

Cependant, la qualité des membranes joue un rôle déterminant. Or, on sait désormais qu'elle est en relation directe avec le taux d'acides gras de notre alimentation. En d'autres termes : si l'on mange de « bons gras », nos cellules seront relativement protégées contre les méfaits de l'alcool. Certains spécialistes vont jusqu'à dire que les Bretons résistent mieux à l'alcool car ils mangent plus de poissons, riches en acides gras de bonne qualité.

Tu t'es vu quand t'as bu ?

Si vous (ou l'un de vos proches) ne maîtrisez pas votre consommation d'alcool, la seule solution pour retrouver la forme et la santé est de cesser totalement d'en boire. N'hésitez pas à consulter pour trouver un soutien psychologique et éventuellement médicamenteux pour gagner cette bataille vitale. En attendant, protégez-vous le mieux possible.

- Les vitamines B protègent le cerveau et l'œsophage.

- Le chrome soulage le pancréas.

- Certains acides aminés détoxifient le foie : taurine et N-acétyl-cystéine notamment.

- Les vitamines A et C protègent le foie.

- Les capsules d'huile de poisson (riche en oméga 3) protègent les membranes des cellules.

- Le kuzu est une plante utilisée avec succès dans le sevrage à l'alcool.
Attention ! Ces aides ne remplacent en aucun cas le sevrage.
- La prise de Chrysantellum americanum, une plante africaine, peut vous éviter la gueule de bois.

En prime…

• Attention à la conduite automobile. Conduire avec la « gueule de bois » serait aussi dangereux que de conduire en état d'ivresse. Les réflexes sont diminués d'environ 20 %, même si le taux d'alcoolémie est revenu à zéro.

• Les effets nocifs de l'alcool sur le cerveau sont aggravés le soir.

CHAPITRE II

JOUR APRÈS JOUR

La fatigue n'est pas une calamité, elle est même très positive. Son but, souvent atteint, est de nous éviter d'aller jusqu'à l'épuisement. Elle répond donc à une certaine « sagesse du corps », lequel est un système organisé pour se réparer lui-même. C'est le physiologiste américain W.B. Cannon qui, le premier, employa cette expression pour démontrer que notre organisme s'autorégulait : système neurovégétatif, respiration, circulation, digestion, douleur, faim, émotion… et fatigue, finalement, nous n'intervenons pas ou presque dans ce ronronnement sophistiqué.

La fatigue est donc une sensation primaire, que nous devons écouter comme la faim ou le besoin d'uriner. Que nous dit-elle ? Que notre solde en énergie s'approche de zéro. Si nous ignorons ce signal d'alarme, soyons sûrs que les agios se paieront très cher.

Déroulez le fil

Même si le corps s'en mêle et le fait bruyamment savoir par le biais de migraines, de maux de ventre et d'une fatigue permanente, c'est parfois la tête qui souffre. Si vous vous noyez dans le stress, inutile de traiter chaque jour la même migraine ou les mêmes maux de ventre : déroulez le fil et remontez à l'origine du problème. Si c'est votre collègue de bureau que vous ne supportez plus, l'aspirine n'y changera rien. Identifiez vos stress et expliquez-leur qui est le chef : vous. On ne peut pas toujours se soustraire à un stress, mais il est en revanche forcément possible d'en atténuer l'impact.

Les conseils suivants sont à mettre en pratique d'urgence, et à ranger dans le compartiment « réflexes basiques de comportement de survie » de votre mémoire. Vous devez les appliquer sans même y penser, partout, tout le temps. C'est exactement ce que font les personnes qui restent calmes en toute circonstance.

Nos stress nous mangent tout crus

Il paraît que si l'homme a survécu à la grande époque des cavernes, c'est grâce au stress. Voilà qui nous remonte le moral, alors qu'on attend un métro qui n'arrive pas, qu'on sait qu'il va être archi-bondé et qu'on est au bord de la crise de nerfs parce qu'on a rendez-vous dans quatre minutes à l'autre extrémité de la ville. Le stress, donc, serait bénéfique. D'accord, mais seulement s'il y a une parade. Si nos ancêtres ont pu échapper aux attaques des bêtes sauvages, c'est en effet grâce au stress qui, par divers mécanismes, préparait le corps à la confrontation ou à la fuite.

Aujourd'hui, point de bataille rangée contre lynx et autres lions. Nos stress se nomment « responsabilité », « rentabilité », « patron », « problèmes de couple », « mauvaises notes à l'école », etc. Et à moins d'apprendre à mettre de la distance entre eux et nous, ils nous mangent tout crus, en grignotant chaque jour un peu de nos réserves d'énergie. C'est la phase dite de résistance. Résultat des courses : on vit « sur les nerfs » jusqu'à ce qu'eux aussi déclarent forfait et, un jour ou l'autre, on craque.

Bons stress, mauvais stress

On peut classer en deux grandes catégories le stress : il y a le bon et le mauvais. Le premier peut être identifié, il commence à un moment précis et, surtout, il s'arrête. C'est le cas du passage d'un examen par exemple. Le mauvais stress semble n'avoir aucun début et, pire, aucune fin. C'est le cas d'une situation angoissante qui dure.

Nous ne parlons pas là de stress intenses, encore appelés « stressors aigus » comme de subir un licenciement ou d'engager une procédure de divorce : ces chocs ne sont heureusement pas quotidiens. Nous évoquons les petits « stressors de chaque jour », sans importance, mais qui mis bout à bout font germer des envies de meurtre. C'est la ligne de son correspondant occupée en permanence, le plat du jour froid au resto, la caissière qui ferme devant nous, alors qu'on fait la queue depuis dix minutes, les embouteillages le matin, le bus qui fait gicler une flaque d'eau sale sur notre nouvelle jupe claire...

Pour ne pas nous laisser miner par ces petits riens, et surtout garder des forces pour les grosses galères, il faut les empêcher de trop nous approcher d'une part, évacuer chaque jour les petites tensions accumulées d'autre part.

Mode d'emploi au moment M – contre les petits et les gros stress

La parade suivante, en trois points, permet d'éviter de prendre des stress de plein fouet. Décortiqués, il nous parviennent affaiblis et « sur le côté ». C'est moins pire...

1. *Identifiez précisément votre vague sentiment de stress afin de nommer l'ennemi. Est-ce de la rancœur, de la jalousie, de la peur ? La compréhension de ses propres émotions est le premier pas vers la victoire.*

2. *Respirez profondément. C'est tout bête, mais tellement efficace. En respirant à fond (poumons + abdomen) et en relâchant totalement l'air, on fait croire au cerveau qu'on* *est maître de la situation. Pas méfiant pour deux sous, il se laisse prendre au piège et envoie des signaux aux quatre coins du corps pour annoncer la bonne nouvelle : pas besoin d'être sur le qui-vive, tout va bien. Et le corps se détend. Incroyable, mais vrai.*

***3.** Essayez de faire une pause. Buvez calmement un grand verre d'eau, faites quelques pas… Le but est de prendre un peu de recul, même un tout petit peu. Ce minuscule interstice vous éloigne du problème et l'empêche de vous coller à la peau.*

Un monde parfait ?

Nous rêvons d'un monde parfait, c'est-à-dire sans stress. Erreur : en dehors de son caractère utopique, ce ne serait sans doute pas le meilleur des mondes. En effet, une étude menée aux USA montre que chacun possède une zone de stress optimale en deçà (et au-dessus) de laquelle toutes nos performances – intellectuelles ou physiques – chutent de façon sensible. Certes, un excès de stress nuit à nos capacités, mais les personnes accusées « d'avoir 2 de tension » ne sont pas mieux loties : des ondes cérébrales alpha (signe de relaxation) en excès empêchent de faire « monter la pression » au moment opportun.

Contrairement aux idées reçues, il paraît qu'une bonne partie de la population n'est pas assez stressée ! Le responsable de l'étude précise que pour déterminer notre niveau optimal de stress, il faut se remémorer l'état de vigilance qui nous accompagne lorsque nous avons particulièrement bien réussi un travail. Il paraît que notre rythme respiratoire et notre pouls étaient tout simplement géniaux. On veut bien le croire sur parole, parce que, pour vérifier…

Ne manquez pas d'air

Lorsqu'on est agressé par le monde extérieur, le corps réagit par une opération de repli. Il imagine que plus il se fait petit, moins on le voit, ou moins il offre de prise à l'adversaire. Pas de chance : tout devient plus petit, y compris la cage thoracique. Le souffle court et saccadé, on respire à l'économie, et toutes les cellules ne sont pas servies en oxygène.

Il faut au contraire se forcer à respirer amplement, calmement, profondément, surtout lorsque le moment ne s'y prête pas. Cela n'a l'air de rien. Pourtant, maîtriser sa respiration, c'est se maîtriser tout court. Des substances apaisantes sont secrétées par le cerveau pour prévenir l'ensemble de l'organisme que « tout va bien », tous les échanges ioniques sont modifiés, ce qui signifie que toutes les cellules sont mieux ravitaillées, le travail cardiaque est plus efficace, etc.

La respiration profonde s'apprend plus ou moins naturellement lorsqu'on pratique un sport, surtout s'il fait appel aux techniques respiratoires (natation). La relaxation ou les arts martiaux en font l'une de leurs règles n° 1. Si vous n'êtes ni athlète, ni yogi, exercez-vous à respirer. Vous serez surpris de la simplicité du geste et des effets qui en découlent !

Prendre l'air par la main

D'abord, entraînez-vous chez vous, loin de tout stress. Allongé dans le calme, les mains posées sur le ventre, à deux doigts au-dessous du nombril (le siège du « hara », notre QG énergétique), suivez par la pensée l'air qui pénètre dans votre corps. Il se glisse dans vos narines, descend dans la gorge, se répand dans les poumons et… s'arrête contre la paroi du diaphragme. Là, prenez-le par « la main » et emmenez-le plus bas, dans l'abdomen :

votre ventre va se gonfler. Les mains sentent le mouvement, ce qui vous aide à en prendre conscience. Ne retenez pas l'air (pas de respiration « forcée »), laissez-le juste s'échapper le plus lentement et totalement possible. Recommencez une dizaine de fois puis arrêtez.

Rapidement, vous pratiquerez cette respiration une à deux fois par jour de façon automatique – elle éveille le matin et apaise le soir ! Surtout, appelez-la à la rescousse en cas de stress débordant. Un pro de la respiration peut s'octroyer une respiration profonde n'importe où n'importe quand, même debout ! Ces quelques molécules d'air en plus font toute la différence…

Laissez s'envoler les tensions

Ça ressemble à du sport, mais ça n'en est pas. En fait, il s'agit seulement de laisser le corps se détendre. Tous les stress de la journée s'accumulent sous forme de tensions musculaires. Ce sont d'ailleurs elles qui sont bien souvent responsables de nos maux de dos, de tête et autres douleurs qui font un raid sur notre carcasse en fin de journée. Au lieu de vite rentrer chez soi pour s'affaler dans un canapé avec une aspirine, octroyez à vos pauvres muscles quelques loisirs. Vous verrez, non seulement ça marche beaucoup mieux que l'aspirine, mais encore ça améliore l'humeur. Votre entourage va apprécier…

En pratique

20 minutes par jour de marche à l'extérieur, c'est le minimum syndical pour que votre organisme s'oxygène. En dessous, il se rebelle, et c'est légitime. Ce n'est pas compliqué de descendre deux stations de métro plus tôt, ou de s'organiser pour caser ces quelques poignées de minutes de marche dans une journée. Si en plus vous pensez à offrir à votre corps quelques grands verres d'eau dans la journée, il nagera dans le bonheur et vous le rendra au centuple. Au régime marche + eau, on ne finit plus ses journées sur les rotules.

Il y a un temps pour tout

L'une des erreurs les plus grossières de notre activité sociale est de ne pas respecter les rythmes biologiques propres au corps humain. Nos horloges internes suivent leur tempo, et lorsqu'on les perturbe, elles nous le font savoir bruyamment (décalage horaire par exemple). Cela ne signifie pas qu'il faudrait travailler moins, mais autrement. En effet, en surfant sur ses besoins physiologiques, on peut multiplier notre rendement par deux voire par quatre, alors qu'en allant « contre la vague », on s'épuise vite pour une productivité médiocre.

Le blues du lundi

Selon une enquête récente, 47 % de la population se disent fatigués, et en souffrent plus le lundi que le vendredi. Plus précisément, la lassitude du lundi se traduit par une humeur maussade ou une baisse de motivation. Le vendredi, les fatigués rencontrent plutôt des défauts d'attention, de mémoire et des courbatures. La méforme et la mauvaise humeur du lundi ne sont pas un mythe. L'organisme, extrêmement routinier, doit retrouver les repères qu'il a perdus au cours du changement de rythme du week-end (grasses matinées, horaires des repas différents…). Et il le fait de mauvaise grâce… Le nombre d'accidents du travail est au maximum, la mémoire est moins bonne, la sociabilité aussi, les performances mentales sont en général améliorables… et améliorées le lendemain, car le mardi est le meilleur jour pour les activités intellectuelles.

Êtes-vous du matin ou du soir ?

Les « lève-tôt », ou « types du matin », ne sont pas « fabriqués » tout à fait comme leurs frères du soir. Les premiers sécrètent une hormone stimulante, l'adrénaline, de façon beaucoup plus importante que les seconds ; cette hormone met le corps et le cerveau en état d'alerte en augmentant le taux de sucre et d'oxygène dans le sang. Ainsi, les « matins » sont plus introvertis et moins expansifs, mais ils sont aussi plus résistants à la tâche et au décalage horaire. Ils optent plus volontiers pour des sports et des activités toniques et rapides, tels que les jeux d'équipe ou la danse. Tandis que les oiseaux de nuit sont plutôt plus expansifs et extravertis, mais aussi plus calmes, préférant les activités de fond, intellectuelles ou sportives (dans ce cas, les disciplines individuelles telles que le tir à l'arc, le judo ou le golf sont préférées).

Savoir si vous êtes « du matin » ou du « soir » peut vous aider à travailler mieux en vous fatigant moins, ou à mieux planifier vos journées. Vous avez probablement déjà une petite idée sur la question ; si vous ronchonnez au réveil, vous êtes du soir ; si vous lever tôt ne vous dérange pas, c'est l'inverse. Mais bien souvent, nous « forçons » nos horloges intimes au point de ne même plus savoir à quel rythme nous vouer. Pour remettre les pendules à l'heure, faites le test suivant :

1. En ne considérant que l'heure de votre « meilleure forme », à quel moment vous lèveriez-vous si vous étiez absolument libre d'organiser votre journée ?

5 - 6 h	5
7 - 8 h	4
9 h	3
10 h	2
11 h -12 h	1

2. De la même manière, à quelle heure iriez-vous vous coucher si vous étiez absolument libre d'organiser votre soirée ?

20 - 21 h	5
22 – 23 h	4
24 h	3
1 h	2
2 – 3 h	1

3. Si vous devez vous lever à une heure déterminée du matin, dans quelle mesure êtes-vous obligé d'utiliser votre réveil ?

Absolument	1
Quasi nécessaire	2
Par prudence	3
Pas du tout	4

4. À condition que vous soyez dans de bonnes conditions d'environnement, vous levez-vous facilement le matin ?

Très facilement	1
Facilement	2
Pas très facilement	3
Pas facilement du tout	4

5. Vous sentez-vous éveillé au cours de la demi-heure qui suit votre réveil ?

Pas éveillé du tout	1
Assez éveillé	2
Éveillé	3
Très éveillé	4

6. Avez-vous de l'appétit au cours de la demi-heure qui suit votre réveil ?

Pas du tout	1
Pas beaucoup	2
Un bon appétit	3
Beaucoup d'appétit	4

7. Vous sentez-vous fatigué au cours de la demi-heure qui suit votre réveil ?

Très fatigué	1
Fatigué	2
Reposé	3
Très reposé	4

8. Quand vous n'avez aucune obligation le lendemain, allez-vous vous coucher plus tard que d'habitude ?

Rarement ou jamais plus tard	1
Moins d'une heure plus tard	2
1 h ou 2 h plus tard	3
Plus de 2 h plus tard	4

9. Vous êtes décidé à faire du sport. Un ami vous propose de vous entraîner une heure deux fois par semaine entre 7 et 8 heures du matin. Connaissant l'heure de votre meilleure forme, quel sera votre état ?

Ce sera très difficile	1
Ce sera difficile	2
Vous serez en forme moyenne	3
Vous serez en bonne forme	4

10. Le soir, à quelle heure vous sentez-vous fatigué du fait du manque de sommeil ?

20 – 21 h	5
22 – 23 h	4
24 h	3
1 h	2
2 – 3 h	1

11. Vous souhaitez être dans la meilleure forme possible pour passer un examen que vous savez être fatigant intellectuellement et qui doit durer deux heures. Si l'heure de cet examen dépendait uniquement de vous, à quelle heure de la journée le placeriez-vous pour être au mieux de votre forme ?

8 – 10 h	6
11 – 13 h	4
15 – 17 h	2
19 – 21 h	0

12. Quand vous vous couchez à 23 heures, dans quelle mesure vous sentez-vous fatigué ?

Pas fatigué du tout	1
Peu fatigué	2
Nettement fatigué	3
Très fatigué	4

13. Pour certaines raisons, vous vous êtes couché plusieurs heures plus tard qu'à votre habitude mais vous n'avez aucune obligation le jour suivant. Parmi les éventualités suivantes, laquelle vous semble la plus probable ?

Vous vous réveillerez à l'heure habituelle 1
Vous vous réveillerez à l'heure habituelle et vous vous rendormirez ensuite 2
Vous vous réveillerez à l'heure habituelle et sommeillerez ensuite 3
Vous vous réveillerez à l'heure habituelle et vous ne vous rendormirez pas 4

14. Une nuit, vous devez être réveillé entre 4 et 6 heures du matin pour assurer une garde. Vous n'avez pas d'obligation le jour suivant. Parmi les possibilités suivantes, laquelle choisirez-vous ?

Vous irez vous coucher seulement après la fin de la garde 1
Vous ferez une sieste avant la garde et irez vous coucher après 2
Vous vous coucherez carrément avant et vous offrirez une sieste après 3
Vous dormirez avant et ne vous recoucherez pas après 4

15. Vous devez effectuer deux heures d'exercice physique au moment de la journée qui vous convient le mieux. En ne prenant en considération que l'heure où vous êtes en meilleure forme, quel moment choisirez-vous ?

19 – 21 h 1
15 – 17 h 2
11 – 13 h 3
8 – 10 h 4

16. Vous avez décidé de pratiquer un sport assez exigeant sur le plan physique. Un ami vous propose d'y consacrer une heure deux fois par semaine entre 22 heures et 23 heures. Connaissant l'heure de votre meilleure forme, quel sera votre état ?

Vous serez en bonne forme 1
Vous serez en forme moyenne 2
Ce sera difficile 3
Ce sera très difficile 4

17. Supposons que vous puissiez choisir à votre guise vos heures de travail, que votre métier soit intéressant et payé à la tâche. Quelles sont les cinq heures consécutives que vous choisirez ?

0 – 5 h	1
5 – 10 h	2
10 – 15 h	3
15 – 20 h	2
19 – 24 h	1

18. À quelle heure de la journée estimez-vous atteindre le meilleur de votre forme ?

0 – 5 h	1
5 – 9 h	2
9 – 18 h	3
18 – 22 h	2
22 – 24 h	1

19. On parle de « gens du matin » et de « gens du soir », dans quelle catégorie vous rangeriez-vous ?

Nettement dans « les gens du soir »	1
Plutôt dans « les gens du matin »	2
Plutôt dans « les gens du soir »	3
Nettement dans « les gens du matin »	4

20. En additionnant le score de chaque question, vous obtenez une note globale qui vous permettra de vous situer dans l'échelle suivante.

16 – 30	type du soir indiscutable
31 – 41	type du soir modéré
42 – 58	ni du matin, ni du soir
59 – 69	type du matin modéré
70 – 86	type du matin indiscutable

Questionnaire de Horne et Ostberg
(traduit par le Dr J. Foret,
Hôpital de la Pitié-Salpêtrière)

La méthode de la température

Plus rustique mais aussi plus personnalisée : prenez votre température tous les matins pendant un mois, à 7 heures tapantes. Si elle est comprise entre 36,5° et 36,7° C, recouchez-vous et pardon de vous avoir réveillé. Si elle oscille entre 36,8° et 37° C, sonnez trompettes, debout ! Vous êtes un lève-tôt, qui peut-être s'ignore, et il serait criminel de ne pas profiter de cette belle énergie, quitte à vous reposer un peu plus tard dans la journée.

La grosse fatigue du cerveau

Coup de barre au réveil ? Vous brutalisez peut-être votre cerveau. Le pauvre, encore tout embrumé de son hormone spéciale sommeil (mélatonine), il faudrait qu'il passe directement du sommeil profond à l'hyperactivité neuronale ! Laissez le temps aux hormones de faire leur travail et démarrez en douceur. Commencez par éclairer la chambre ou, mieux, par ouvrir les volets s'il fait jour : la lumière a un effet stop-mélatonine (c'est d'ailleurs pourquoi il est illogique de lire le soir, après avoir pris un comprimé de mélatonine !). Prenez une douche bien chaude pour réchauffer le corps, terminez-la par un jet d'eau plus fraîche à effet tonique garanti.

On a longtemps cru que, dans la journée, le cerveau se réveillait en forme le matin et se fatiguait au cours de la journée. En gros : plus on avançait dans le temps, moins on était efficace. Cette vision simpliste est fausse : l'éveil n'obéit en rien à ce processus linéaire. Il existe même des plages horaires au cours desquelles l'activité mentale est optimale. De 10 à 11 heures et de 15 à 16 heures 30, le taux de sucre dans le sang et la température du corps sont en adéquation totale avec le travail des neurones. En revanche, en début de matinée et d'après-midi, les cellules nerveuses fonctionnent au ralenti.

Pause obligatoire
Faites une pause de 10 minutes toutes les 90 minutes : ce n'est pas du temps de perdu, mais de gagné. En respectant ce besoin fondamental, vous pouvez travailler jusqu'à 17 heures dans la journée en étant moins fatigué que si vous suivez une journée « normale » (4 heures le matin + 4 heures l'après-midi). Au Japon, les grandes entreprises ont instauré des pauses obligatoires.

L'heure de la sieste

Les siestes, même flash (1/4 d'heure), sont extrêmement reposantes ; elles permettent une régénération physique et intellectuelle très rapide. Contrairement aux idées reçues, le besoin de dormir après le déjeuner n'est pas lié à la digestion, car le « coup de pompe » s'observe même chez les personnes qui n'ont pas mangé. La sieste est donc programmée génétiquement. Elle permet aussi de récupérer d'une nuit blanche ou si l'on s'est couché tard. En effet, dans tous les cas, mieux vaut se réveiller tous les matins à la même heure – quelle que soit l'heure du coucher – et se recoucher après le déjeuner si besoin. C'est que le sommeil du matin, paradoxal, est parsemé de rêves, tandis que la sieste, c'est du vrai sommeil profond, du sérieux. En pratique, l'idéal est de dormir une heure à une heure et demie, mais même quelques petites minutes sont salutaires.

La très sérieuse *World Nap Organization* (Organisation mondiale de la Sieste !) a répandu la bonne parole sur ce nouvel art de vivre… et de travailler. Certains professionnels ne peuvent pas se passer de sieste, c'est le cas des pilotes de ligne, des navigateurs solitaires, des pompiers, des chauffeurs routiers, etc. C'est le seul moyen pour eux de conserver l'acuité dont ils ont besoin pour garantir leur sécurité et celle des autres. Au Japon et aux USA, certaines sociétés mettent des lits à la disposition de leurs employés.

La récolte ? 20 % de productivité en plus pour seulement 20 minutes de sommeil. Ce dernier deviendrait-il une véritable culture d'entreprise ? En tout cas, il faut bien reconnaître que toutes les sociétés n'ont pas cette touchante attention envers leurs salariés, loin s'en faut. Rien ne vous empêche de vous décontracter discrètement à votre poste de travail. Les champions de la sieste sont formels : on peut dormir n'importe où, n'importe quand.

Sommeil d'une journée d'été

Entre 14 et 15 heures, inutile de lutter contre soi-même : le taux sanguin de l'hormone de la vigilance est très bas et remonte vers 15 heures. Si, l'été, le chant des cigales et l'ombre des parasols s'y prêtent particulièrement, la sieste devrait théoriquement être un art de vivre au quotidien, en toutes saisons. Lors de certaines expériences, les scientifiques ont clairement démontré qu'en l'absence de grille sociale, les êtres humains abandonnent le rythme veille-sommeil classique. Le Dr Comelan, expert du sommeil dans le célèbre laboratoire du sommeil de l'Université de Stanford (USA), affirme même qu'idéalement, nous devrions dormir huit à neuf heures la nuit, et 75 minutes le jour. Surtout les lève-tôt !

L'art de la micro-sieste

Le mot sieste vient du latin « sixta » qui désigne la sixième heure du jour. Comme on ne peut pas forcément se retirer sous sa couette à ce moment béni, il faut apprendre à se contenter de micro-siestes. Rappelez-vous les bonnes habitudes de nos ancêtres : trois fois par jour, dès que sonnait l'Angélus, les sujets du roi Louis XI devaient s'arrêter, baisser la tête et fermer les yeux. Des mini-siestes à la fois sociales et religieuses !

Salvador Dali, lui, avait mis au point une technique simple, qu'il utilisait plusieurs fois par jour. Assis avec une petite cuillère dans la main, il fermait les yeux. Dès qu'il s'endormait, le bruit du couvert sur le sol le réveillait. Il n'avait somnolé que quelques fractions de secondes, mais cela lui suffisait pour se déconnecter de la réalité et se replonger avec énergie dans la créativité.

Où en est votre compte en banque en énergie ?

Imaginons que votre énergie soit un compte bancaire. Pour que le responsable de l'agence ne vous menace pas ncore des pires représailles parce que vous êtes « dans le rouge », vous devez veiller à ce que les retraits ne soient pas supérieurs aux dépôts. Si vous vous arrêtez à chaque distributeur pour retirer de l'argent mais que vous n'en mettez jamais sur votre compte, que va-t-il se passer ?

Dépôts	**Retraits**
Sommeil	Éveil
Repos	Activités
Loisirs	Travail
Plaisir	Contraintes
Détente	Stress
Récupération	Effort
« Recevoir » (relations avec autrui)	« Donner » (relations avec autrui)
Être	Paraître

Ce tableau n'est pas tout à fait exact car, par exemple, dans nos relations avec les autres, il est aussi agréable de donner que de recevoir. Il faut lire ces propositions plutôt comme si ces huit piliers formaient vos fondations et que l'équilibre devait être préservé. Dans cette optique, toujours dans notre exemple, donner constamment sans jamais recevoir (voire en refusant de recevoir), c'est faire preuve d'un déséquilibre. Ce dernier, quel qu'il soit, n'est jamais imputable aux autres : nous sommes responsables de ce qui nous arrive, même si à première vue ce n'est pas le cas. Exemple : ce n'est pas que votre patron vous tue de travail, c'est que vous acceptez qu'il le fasse ; ce n'est pas que vous n'ayez pas le temps de faire du sport, c'est que vous ne vous en donnez pas les moyens.

Ménagez-vous

On ne cesse d'insister sur un droit fondamental accordé aux enfants : celui de rêver, de jouer, de se reposer, bref, de vivre. Et pourquoi donc ces moments merveilleux et absolument vitaux seraient-ils réservés aux enfants ? Mystère. Bien sûr, vous n'avez pas forcément envie de vous asseoir par terre pour échanger des Pokemons. Votre moment-évasion à vous, c'est peut-être le bain moussant, une balade, la lecture d'un roman, ou encore peut-être avez-vous une passion, comme de vous occuper d'un animal ou d'un jardin ? Aucune importance, ce qui compte, c'est que vous « décrochiez » et vous plongiez dans un monde rien qu'à vous un petit peu chaque jour.

Décidez bien que cette pause, c'est pour vous et vous seul. Informez votre entourage que si vous végétez dans un bon bain, ce n'est pas pour faire réciter en même temps les devoirs de l'aîné ni pour lire les factures EDF. Normalement, ils comprendront. Sinon, soyez ferme.

Attends, je te reprends tout de suite...

Lorsqu'on parle de « décrocher », c'est dans tous les sens du terme. Éteignez votre portable. Un brin anti-convivial peut-être, mais le fait est que pouvoir être joint partout et tout le temps est un moyen de pression permanent, et l'on finit par confondre « urgence » et « importance ». Le signal d'appel multiplie par deux la dose d'actions inachevées, puis reprises, puis zappées. Aussi incroyable que cela puisse paraître, on parvient parfaitement à vivre en ayant un téléphone portable éteint au fond d'un sac, et non posé bien en vue sur la table. Pour le sevrage, commencez par quelques dizaines de minutes par jour, vous verrez, ça ne fait pas mal.

Po-si-ti-vez !

Les jours de grisaille, appelez ce bon vieux docteur Coué à la rescousse. Sur le même principe que « l'appétit vient en mangeant » et « le sourire appelle le sourire », si vous faites semblant d'avoir la pêche, vous vous sentirez déjà mieux. La méthode Coué, c'est de se répéter inlassablement : « Chaque jour, je me sens de mieux en mieux », et comme notre subconscient est naïf comme pas deux, il y croit. D'accord, ça ne résout pas tous les problèmes, mais ça en aplanit certains et le fait de positiver est plus agréable pour tout le monde, vous et votre entourage. Positivez sur vous-même, mais aussi complimentez les autres (vos enfants, votre partenaire, vos collègues) : les petites choses gentilles valorisent votre interlocuteur qui, pour en entendre encore, vous les rendra au centuple.

Évitez de naviguer à vue

Positiver, c'est aussi tirer le maximum de plaisir de ce qu'on fait là, tout de suite. Ce n'est pas parce que ça ne va pas au boulot (ou à la maison, ou…) que tout est à l'avenant. Les fraises sont succulentes, et le vendeur de journaux vous gratifie d'un sourire vraiment craquant ? Profitez-en, c'est toujours ça de pris. Offrez-vous des cargaisons de plaisir, procurez-en le plus possible aux autres, gratuitement, sans contrepartie. C'est trop bon ! Forcez-vous un peu, même – et surtout – si ça vous paraît au-dessus de vos forces. Par exemple, faites des projets de vacances ou d'achats, même si c'est l'hiver et que vous avez du mal à voir plus loin que le bout de votre nez… rouge et bouché. FIXEZ DES DATES. Il n'y a rien de plus fatigant nerveusement que de naviguer « à vue » : lorsqu'une journée chasse l'autre et qu'il n'y a pas d'objectif à l'horizon, on a l'impression qu'on ne s'en sortira jamais.

Pour ne pas ruiner ces louables efforts, bannissez autant que possible les pensées (et paroles) négatives, les plaintes perpétuelles, les critiques systématiques qui empêchent le plaisir d'émerger et le tuent dès qu'il ose apparaître. Et sans devenir psychorigide, essayez de faire des émules avec cette nouvelle religion : expliquez à tous les copains (ou copines) qui râlent en permanence que ça finit par vous gonfler, et que ça n'a jamais fait avancer le schmilblick.

Sale journée

Si dès le petit déjeuner vous sentez que c'est un jour « sans », prenez les devants. Expliquez à ceux qui peuvent le comprendre que vous n'êtes pas « d'humeur » et que, aujourd'hui, c'est sans vous. Comme ils n'y sont probablement pour rien, mettez-vous réellement en retrait, parlez le moins possible afin d'éviter de dire des choses horribles qui dépassent votre pensée, endiguez le flots d'émotions négatives et incompréhensibles pour les autres, et concentrez votre énergie sur deux ou trois choses essentielles à faire dans la journée. Le soir, vous aurez réussi à mener à bien ces quelques bricoles, vous ne vous serez pas dispersé sans aboutir à rien et n'aurez froissé personne qui vous soit cher. Arriver à limiter les dégâts, c'est déjà un bel exploit !

Le marchand de sable et la fatigue

Pour lutter contre la fatigue, on n'a jamais rien inventé de mieux que le sommeil. Encore faut-il savoir dormir, ce qui n'est pas donné à tout le monde. En effet, environ 3 personnes sur 10 ont les pires difficultés pour s'adonner au plaisir éminemment solitaire du sommeil. Les relations entre le sommeil et la fatigue sont plus subtiles qu'il n'y paraît : de mauvaises nuits entraînent forcément une fatigue, mais cette dernière peut également retentir sur le sommeil. Si l'on est épuisé, on peut certes être insomniaque, mais aussi dormir sans arrêt, sans que ces nuits de marmottes nous remettent sur pied. L'objectif n'est donc pas de dormir plus, mais de dormir mieux, c'est-à-dire d'adapter son sommeil à son rythme biologique. Il est parfaitement possible de se réveiller en pleine forme à 5 heures du matin, mais d'ouvrir difficilement un œil à 9 heures.

Mieux connaître Morphée

Peu à peu, les insomniaques en viennent à considérer que le sommeil est un ennemi sournois, qu'il ne survient jamais quand il le faut, qu'il prend un malin plaisir à filer au moment où on l'appelle. Alors qu'il est si doux de dormir comme un bébé ! Comme toutes les grandes fonctions obligatoires du corps (manger, boire, uriner…), dormir est régi par le mécanisme souverain du plaisir. Si tel n'était pas le cas, la phrase « vivement ce soir qu'on se couche » n'aurait jamais été inventée.

Rien que de sombrer dans le sommeil est un véritable délice. Les deux premiers stades, qui durent 20 minutes, ne sont pas vraiment enregistrés par le cerveau dans la catégorie « sommeil ». Qu'importe : pour nous, c'est normalement la promesse d'une nuit calme et reposante, c'est donc du sommeil. Les deux stades suivants (3 et 4) s'étalent sur 70 minutes, et là les choses deviennent sérieuses : il s'agit du sommeil profond et très profond. Lorsque tout va bien, aucune tension nerveuse ne ralentit notre accession à ce stade, nous sécrétons des hormones de croissance qui, par divers biais, accélèrent le renouvellement cellulaire. C'est un peu vrai de dire qu'on est comme neuf chaque matin ! Le stade 5 correspond à la mise en scène de nos rêves : il s'étend sur 15 à 30 minutes. Un cycle complet dure environ 2 heures… et recommence. Pour un sommeil bénéfique et réparateur, il est indispensable que tous les stades se déroulent sans perturbation. On a beau dormir 17 heures de suite, si l'on reste aux stades 1 et 2, on se réveillera fatigué. Or, les somnifères écourtent les stades 4 et 5, et c'est l'une des raisons pour lesquelles il faut les éviter.

Si vous avez tendance à compter les moutons

- Évitez toute activité intellectuelle ou intense après 19 heures.

- Évitez de vous coucher avant d'avoir vraiment sommeil.

- Évitez de vous coucher et de vous lever à des heures différentes : gardez le rythme de la semaine pendant le week-end.

- Évitez d'utiliser votre lit pour autre chose que dormir, lire ou faire l'amour.

- Évitez les médicaments pour dormir.

Les troubles du sommeil

Des livres entiers leur sont consacrés. Lors d'une récente conférence de l'Institut du Sommeil et de la Vigilance, divers médecins et professeurs rappelaient que les médecins de 40 ans et plus n'avaient reçu aucune formation sur le sommeil lors de leurs études médicales. Ils poursuivaient en précisant que les pathologies du sommeil n'étaient reconnues comme telles que depuis quelques mois par le Conseil de l'Ordre, ce qui avait enfin donné lieu à la création d'un certificat. On comprend mieux que les médicaments hypnotiques soient prescrits au petit bonheur la chance…

Retenez simplement ici qu'il n'est ni héroïque ni subtil de subir son insomnie sans la traiter, mais qu'il faut vraiment éviter les médicaments allopathiques, sauf cas exceptionnels. Les plantes viennent parfaitement à bout de la majorité des insomnies, à condition d'être bien choisies/prescrites. En effet, la bonne plante « pour dormir » dépend de votre problème : difficultés à vous endormir ? Réveil aux aubes vertes ? Plusieurs mini-réveils dans la nuit ? Anxiété ? Etc. Attention : même un traitement à base de plantes doit être court, trois semaines tout au plus.

L'apnéiste nocturne : sportif malgré lui

L'apnée du sommeil est l'un des troubles du sommeil les plus méconnus et les plus fatigants. Le fatigué n'est alors autre qu'un mauvais dormeur qui cesse de respirer trente à quarante fois par nuit pendant plusieurs dizaines de secondes. Ce stress majeur pour l'organisme laisse notre bipède totalement épuisé le matin. En général, l'apnée du sommeil s'accompagne de ronflements tonitruants, mais pas toujours. Si vous constatez une anomalie de ce genre chez votre conjoint, incitez-le à consulter car l'apnée est une véritable maladie qu'il faut traiter.

Attention !
En cas de fatigue physique, un surplus de sommeil est souhaitable. En revanche, des nuits trop longues accentuent la sensation de lassitude chez les personnes qui souffrent de fatigue psychologique.

Arrêtez de fumer (comment le tabac fatigue)

Le tabac est fatigant pour diverses raisons. Tout d'abord, par ses effets nocifs sur les systèmes cardiaque et pulmonaire, il empêche un apport optimal d'oxygène aux tissus. À TOUS les tissus : cerveau, muscles, peau… De plus, il provoque des troubles métaboliques (notamment une chute du taux de sucre dans le sang, et donc moins de carburant pour les muscles), il augmente le taux d'acide lactique sanguin, qui lui aussi entrave l'activité musculaire. Décidément, le tabac n'est pas l'ami des sportifs…

même lorsqu'il s'agit simplement de grimper quelques marches pour sortir du métro !

Tabac ou vitamine C, il faut choisir

Mais il n'est l'ami de personne, en fait, car chaque cigarette grille littéralement les réserves en vitamine C du corps, ce qui réduit du même coup notre résistance tous azimuts (stress, microbes…) : nous devenons perméables aux agresseurs. De plus, bizarrement, le tabac modifie les préférences alimentaires, orientant vers des aliments pauvres en vitamine C. Le tabagisme passif induit lui aussi une baisse du taux de vitamine C dans le sang.

Certes, on ne peut nier que la nicotine fait « du bien », et c'est d'ailleurs l'une des raisons de la dépendance des fumeurs. Elle vient se fixer sur ce que les pharmacologues appellent la « zone plaisir », c'est-à-dire sur les mêmes récepteurs que le cannabis, la cocaïne ou la morphine. Elle est anti-dépresseur, anti-douleur, elle stabilise l'humeur, apporte plaisir et bien-être, réduit les sensations de faim et améliore divers paramètres intellectuels. Environ la moitié des fumeurs sont dépendants à la nicotine, tandis que l'autre moitié ne peuvent se passer du geste ; c'est pourquoi certains fumeurs en sevrage ont besoin de patchs à la nicotine, tandis que d'autres réagissent mieux à une stimulation psycho-comportementale.

Vous reprendrez bien un peu d'acide cyanhydrique ?

Pour certains rêveurs, la cigarette ne peut pas faire de mal : c'est une plante (le tabac), du papier autour, et roulez jeunesse. L'espoir fait vivre… En réalité, la cigarette est une association de malfaiteurs extrêmement violents. Des produits chimiques qui, inhalés, agressent l'arbre respiratoire (acétone, phénol, méthanol… des produits utilisés normalement en tant qu'antigels, carburants ou détachants) ; des substances cancérigènes (benzopyrène, naphtalène – l'antimite ! –), dibenzacridine...) ; de l'arsenic ; des nitrosamines ; du polonium 210 (radioactif) ; du chlorure de vinyle (narcotique, diminution de la libido) ; du butane ; du monoxyde de carbone (gaz d'échappement !) qui, prenant la place de l'oxygène, asphyxie nos cellules ; de l'acide cyanhydrique (un poison utilisé dans les chambres à gaz)... En tout, plus de 4 000 composants et jusqu'à 600 additifs autorisés en Europe, dont l'effet néfaste sur le tonus est encore très mal connu. Finalement, la nicotine ferait plutôt office d'enfant de chœur !

En pratique
L'idéal est d'arrêter de fumer. En attendant, sachez que les réserves en vitamine C des fumeurs sont plus basses que la moyenne, et que de plus leurs besoins sont augmentés. Pensez à vous supplémenter chaque jour, au minimum en prenant 2 comprimés de 500 mg par jour de vitamine C. Cette mesure est aussi valable pour les victimes de tabagisme passif.

Le sport, une fatigue anti-fatigue

En dehors du cas particulier de fatigue par épuisement musculaire, l'activité physique est toujours recommandée aux personnes « à plat ». La phrase « je ne vais pas au sport parce que je suis fatigué » devrait tout simplement être interdite. Le sport modéré nous redonne deux fois l'énergie qu'il nous prend ; aussi, plus on est sédentaire et fatigué de l'être, plus on a besoin de faire de l'exercice.

Pour vivre harmonieusement et se sentir bien dans ses cellules, le corps réclame du mouvement. Dans le cas contraire, les tensions s'accumulent. Or, notre société impose un sprint permanent de l'esprit dans un corps immobile, sagement assis devant un ordinateur. La solution : l'activité sportive, et particulièrement celle où l'on se déplace (jogging, vélo). On devient vite accro, parce que l'endurance déclenche la sécrétion de substances spéciales « bien-être » que l'on ne trouve nulle part ailleurs. Par ailleurs, seul l'effort physique possède un rôle presque parfait de régulateur des hormones, de la glycémie et de l'appétit. Impératif : choisir une activité qui nous plaît, sinon il y a 100 % de risques que le matériel finisse au fond d'un placard. L'important est de se sentir bien dans sa peau et dans sa tête, et pas de privilégier l'un par rapport à l'autre.

J'ai un agenda surbooké

Une enquête réalisée auprès des 15-75 par le ministère de la Jeunesse et des Sports et l'Institut national du Sport et de l'Éducation physique est porteuse d'espoir. On y apprend que 65 % des hommes et 55 % des femmes pratiquent un sport au moins une fois par semaine, et que 89 % d'entre eux le font pour le plaisir. Voici battu en brèche le mythe de la nation culturellement réfractaire au sport.

Reste l'inattaquable pourcentage des gens qui « n'ont pas le temps ». Faux problème, évidemment, puisque l'on sait que les plus assidus au sport sont aussi les plus actifs professionnellement (surtout parmi les femmes). Logique : on est dans un mouvement « dynamique » ou on ne l'est pas. Et lorsque ce n'est pas le cas, la réponse est ailleurs. Par exemple : quel est mon rapport au temps ? Pourquoi je ne m'accorde pas une plage horaire rien que pour moi ? Si vous étiez sur le point d'avancer l'argument de l'agenda surbooké, vous savez maintenant que c'est inutile…

Mathématiquement, c'est simple : le bien-être passe par un minimum d'activité physique. Il suffit de s'en convaincre pour reléguer la sédentarité aux calendes grecques. Et comme c'est limpide pour vous et que vous acceptez de faire travailler autre chose que vos méninges, l'affaire se présente plutôt bien. Seulement voilà : entre la bonne volonté et l'action, il y a souvent un pas qui n'est jamais franchi, et répéter « je commence demain » comme un mantra est insuffisant pour entrer dans le cercle privilégié des sportifs.

Attention !
Le mieux est l'ennemi du bien : ne tombez pas dans l'excès. Sous prétexte de lutter contre votre fatigue, n'allez pas épuiser vos muscles. La fatigue musculaire est normale et saine après un exercice physique, mais il faut décoder les signes de l'entrée en « pathologie ». Les courbatures ou les crampes montrent que vous en avez « trop » fait.

Le sport monte à la tête

Passons aux choses sérieuses. Pour les non-réfractaires, et il y en a beaucoup, le sport, le vrai, c'est le bonheur au bout des baskets. Courir, pédaler, marcher, nager… : autant de puissants antidotes à la déprime. Le sport est une véritable immunisation contre le stress. Non seulement l'activité physique renforce le taux de sérotonine, mais aussi son efficacité au niveau cérébral. C'est logique puisque l'une des principales fonctions de cette hormone est de préparer à l'activité physique. Certains types de mouvements génèrent même plus de sérotonine que d'autres : c'est le cas des gestes répétitifs, ce qui explique l'effet sédatif d'activités telles que le tricot !

En pratique
Mieux vaut faire du sport dehors, en pleine nature (reportez-vous à « faites le plein d'ions négatifs »), mais même en ville, et même en salle, le sport est toujours bénéfique. Une séance de 3/4 d'heure à une heure, à répéter 3 fois par semaine au moins, semble idéale pour lutter efficacement contre le stress. Mieux vaut pratiquer régulièrement que se surpasser une fois de temps en temps !

Si les bienfaits du sport sont réels et innombrables, les « précautions d'emploi » sont aussi multiples. La fatigue sportive est courante, et toujours de la faute du sportif : mauvaise hygiène de vie, non-respect des signaux du corps, inadéquation entre les apports énergétiques – en quantité et qualité – et les besoins inhérents à l'effort physique, etc.

La pratique sportive provoque une sursollicitation des articulations et des muscles habituellement non utilisés, la perte d'eau et de minéraux, des déchets produits par l'organisme en cours d'activité, la fabrication de nombreux radicaux libres, etc. Chaque sport est spécifique : les contraintes en alpinisme ne sont pas les mêmes qu'au golf ou en plongée sous-marine. Une alimentation bien conduite permet au sportif d'améliorer ses performances, de se protéger contre les blessures et de prévenir le vieillissement prématuré dû à un entraînement désordonné.

• Le premier des conseils, c'est de **boire, boire, boire**. Le sportif ne boit jamais assez, et c'est là la principale cause de l'apparition des tendinites. Même si vous avez très chaud, il faut éviter les boissons froides, car non seulement elles sont moins bien absorbées, mais encore elles irritent la muqueuse de l'estomac.

• Le dernier repas important doit être pris **trois heures avant la séance sportive**. Attaquer une séance alors qu'on est en pleine digestion expose immanquablement d'une part à une mauvaise digestion, d'autre part à une mauvaise performance, car le sang se trouve dans la sphère digestive et n'est pas disponible pour le système musculaire. La répartition calorique du sportif devrait ressembler à : petit déjeuner 25 %, collation du matin 10 %, déjeuner 30 %, goûter 10 %, dîner 25 %.

• Après l'effort, il est conseillé de boire de grandes quantités d'eau riche en magnésium, bicarbonate et potassium afin de se recharger en minéraux. Si vous êtes sujet aux crampes, diluez du **bicarbonate de soude** dans un grand verre d'eau afin de faciliter la récupération et d'aider à évacuer les déchets musculaires. Vous aboutirez au même résultat avec de l'eau de Vichy.

En dehors d'une alimentation adaptée (l'alimentation anti-fatigue p. 19 convient très bien), les aliments et boissons de l'effort sont donc tout indiqués, y compris pour la pratique de loisirs. Cela concerne toutes les activités, surtout si elles se prolongent au-delà d'une heure. L'ère de la gourde remplie au sirop (ou pire, à la bière ou au vin blanc) est révolue.

Comment choisir sa boisson ?

Les boissons énergétiques existent sous forme liquide ou en poudre pour « préparation maison ». Lisez attentivement les étiquettes : certains produits sont à prendre avant ou après l'effort, d'autres sont à consommer pendant – les nutriments sont alors différents.

• **Ils apportent :**
- des glucides (glucose, saccharose, fructose, maltose, dextrose...) ;
- des vitamines B, qui favorisent la transformation de glucides en énergie ;
- des minéraux (calcium et magnésium) qui soutiennent l'activité musculaire et contribuent à réduire fatigue et crampes ;
- des vitamines antioxydantes (A, E, C) qui neutralisent les radicaux libres générés par l'effort.

• **L'intérêt des boissons de l'effort est multiple :**
- inciter le sportif à boire ;
- le ravitailler régulièrement en nutriments de l'effort, évitant les coups de pompe et la fatigue ;
- éviter de s'arrêter pour manger (la mastication et la

digestion se font mal en cours de séance, car le sang est présent dans les muscles et n'est pas disponible pour l'estomac) ;
- les nutriments passent plus rapidement dans le sang sous forme liquide ;
- éviter les fringales.

Choisissez-la en fonction…

• De votre **goût**. Certaines sont franchement mauvaises, d'autres sont réellement buvables avec de nets efforts d'arômes. Testez-en plusieurs, les plus chères ne sont pas forcément les meilleures.

• De sa **concentration en nutriments**. Dans le cas d'une boisson **hypotonique** ou **isotonique**, l'absorption de l'eau sera prioritaire sur celle des substances dissoutes (sucres, minéraux) par phénomène d'osmose. C'est l'idéal lorsqu'il fait chaud ou ensoleillé, car vous vous réhydratez efficacement sans surcharger l'estomac : en effet, quand la chaleur augmente, la déshydratation s'accélère, mais la tolérance digestive diminue. Les boissons **hypertoniques**, au contraire, sont plutôt à consommer en hiver. À cause du froid, la dépense énergétique peut doubler voire tripler, et un apport nutritif est important : l'assimilation des substances dissoutes se fait avant celle de l'eau.

• Si vous avez tendance à souffrir de maux d'estomac, choisissez une formule au **pH neutre**.

Pas si gourde

Bien mieux adaptées qu'une simple gourde d'eau, les boissons de l'effort ne sont pas très onéreuses au regard des bienfaits qu'elles procurent. Toutes les indications sont notées sur l'étiquette : lisez attentivement avant d'acheter. La fréquence de consommation est de quelques gorgées tous les quarts d'heure en moyenne, sauf besoins plus intenses.

Une pause, et ça repart

Le petit « coup de fouet » qui aide à maintenir votre rendement musculaire doit être choisi en fonction de votre activité. Les quartiers d'orange, souvent proposés lors de réunions sportives, ne représentent pas un moyen idéal de recharger ses batteries (cela ne vous empêche pas d'en manger pour bénéficier de l'eau et des sucres qui s'y trouvent, et c'est bien agréable !). Les barres de céréales et autres pâtes de fruits sont plus adaptées, mais choisissez-les toujours enrichies en vitamines « du sportif ». Les mêmes produits au rayon « pâtisserie » de votre magasin sont moins adaptés !

Souvenez-vous que l'exercice physique sans apport d'énergie agresse les défenses immunitaires, et que de longues périodes sans boire nuisent aux tendons et rallongeront toujours la récupération ultérieure. Il faut donc toujours boire et manger, même en l'absence de soif ou de faim.

Adieu douleur !

Les mouvements répétitifs que l'on effectue pendant l'activité physique représentent un risque inflammatoire majeur, qui conduit souvent aux tendinites, aux arthrites, etc. C'est le même type de douleurs que l'on constate chez les personnes qui font des gestes répétitifs toute la journée (usine, secrétariat, etc.). Dans ce processus, qui produit au passage d'importantes quantités de radicaux libres, divers phénomènes interviennent. En associant plusieurs acides gras essentiels (oméga 3 et 6) et certains antioxydants, on obtient un anti-inflammatoire bien plus efficace, plus rapide et dénué d'effets secondaires par rapport aux anti-inflammatoires classiques. Associée à des séances de kinésithérapie, la cure de ce type de suppléments alimentaires prend des allures de miracles pour les sportifs pressés de reprendre leur activité.

Attention au dopage « dur » !

En dehors de ses multiples méfaits sur la santé, le dopage a pour principale fonction de faire taire la sensation de fatigue, de pousser artificiellement le corps au-delà de ses limites. Cette mise en garde est généralement (pas toujours) connue des sportifs de haut niveau qui prennent leurs responsabilités. Mais il est de plus en plus fréquent de rencontrer des sportifs amateurs qui, sous prétexte de « progresser » plus vite, se « chargent » comme ils le murmurent avec des airs de conspirateurs. Inutile de préciser que cette décision, même s'il n'est pas fait usage de produits « dangereux » au sens légal du terme, va à l'encontre d'une pratique sportive intelligente et bénéfique au corps.

Faites-vous masser (les divers types de massages et ce qu'on peut en attendre)

Si la vie vous prend votre énergie, le massage peut vous la rendre. Fatigue physique, déprime, impression d'être « vidé »... Lorsque toutes les lassitudes se mêlent, abandonnez votre corps à des mains expertes. Au rayon « massage », on a l'embarras du choix, et mieux vaut ne pas se tromper. Selon sa sensibilité, on tendra plutôt vers la version « effleurage » ou le « pétrissage tonique ». Entre les deux, il existe tout un panel de techniques. Le mot d'ordre : ne lésinez pas, et optez pour un professionnel. Ce moment doit être parfait, délicieusement parfait.

La fatigue et le stress perturbent la circulation sanguine, et plus précisément lymphatique. En traduction corporelle, cela donne des jambes lourdes ou « impatientes », de la fatigue, de l'insomnie. Un bon massage drainant facilite la circulation veino-lymphatique et réveille notre énergie. L'idéal : se faire masser régulièrement afin de prendre la fatigue de vitesse. On ne s'en rend pas compte, mais les tensions s'accumulent, pour finir par se cristalliser en nœuds et provoquer des douleurs. Se faire masser, c'est désamorcer ces mini-bombes à retardement !

Par ailleurs, comme le massage décrispe les muscles, les douleurs s'estompent. On est apaisé et la capacité respiratoire augmente : on est moins « bloqué ». Sous son effet, le cerveau sécrète plusieurs types d'hormones, notamment les endorphines – qui possèdent les mêmes vertus que la morphine et nous font monter au 7e ciel – et l'ocytocine – qui tend à ralentir le rythme cardiaque et donc à nous rendre zen.

Les massages en 5 questions

• **Combien de temps dure un massage ?**
Une séance complète peut durer deux heures, mais il est parfaitement possible de ne masser qu'une zone douloureuse. Dans ce cas, il faut compter entre 20 et 30 minutes (10 minutes pour chaque partie du corps). Mieux vaut un massage court et de qualité qu'un massage très long et mal contrôlé. Mieux vaut plusieurs petits massages réguliers qu'un long massage par an !

• **Faut-il utiliser une huile ?**
Tout dépend du massage. Le shiatsu s'effectue à sec, tandis que le californien nécessite une huile. On choisit toujours une huile végétale de qualité, type amande douce ou pépin de raisin (qui aide à garder une peau souple), et on peut éventuellement y mélanger des huiles essentielles odorantes pour renforcer l'efficacité d'un massage. Certaines huiles sont tonifiantes, relaxantes ou encore anti-douleur.

• **Les seniors peuvent-ils en bénéficier ?**
Bien sûr ! Plus on avance en âge, moins on fait appel au toucher. Quel dommage ! C'est d'ailleurs l'une des premières plaintes des seniors. Sans remplacer une vie saine et active, les massages sont un excellent complément

qui permet d'améliorer la qualité de vie et de combattre de nombreux maux quotidiens. Ils relancent la circulation, impliquent une présence et accroissent même la résistance aux maladies.

• Y a-t-il des contre-indications ?

Il faut avoir envie de se faire masser, sinon le soin ne sera pas agréable, voire entraînera des crispations donc des douleurs. Par ailleurs, les personnes franchement épuisées, malades ou souffrant de douleurs vives, telles que les inflammations, ne retireront aucun bénéfice du massage. Évitez-le également en cas de troubles cutanés, et observez la plus grande prudence si vous avez des problèmes vasculaires.

• Le massage est-il toujours thérapeutique ?

Les massages thérapeutiques sont réservés aux seuls kinésithérapeutes. Ces derniers font littéralement de la « thérapie par le mouvement ». Leur but n'est pas de vous relaxer mais de vous rééduquer ou de soulager un muscle malade. Les massages en institut sont relaxants mais n'ont aucune vocation thérapeutique, même si bien souvent ils dénouent et apaisent.

Le tour du monde des massages

Dans toutes les sociétés traditionnelles, on se masse les uns les autres : des bébés aux vieux sages, tout le monde bénéficie de ce qui est considéré comme la plus ancienne des médecines. Le massage est naturel, simple, efficace et possède une particularité : il est aussi agréable pour le donneur que pour le receveur. Certains massages sont plus « toniques » que d'autres.

• Le massage ayur-védique

Le massage ayur-védique est fondé sur les principes de la médecine traditionnelle indienne. Postulat : le corps inerte, mort, est seulement vide d'énergie, ce qui empêche d'activer les éléments qui le composent. Les points d'énergie (marma) ainsi que les éléments qui forment notre corps (air, eau, feu) sont stimulés, rééquilibrés par le massage afin d'augmenter notre prana (souffle vital). En Inde, le massage fait partie de la vie quotidienne.

• **Le shiatsu**

C'est une technique japonaise de thérapie physique donnée avec les doigts, les coudes ou les genoux. Il se distingue du massage car il se concentre sur les points de pression (tsubos) afin de rééquilibrer l'énergie vitale (ki) dans les méridiens. Il est surtout recommandé à titre préventif et tonique pour les personnes fatiguées ou convalescentes. Il est très efficace mais pas toujours agréable !

• **La réflexologie**

Le masseur travaille surtout sur de petites zones réflexes des pieds ou des mains (réflexologie plantaire ou palmaire). Ces zones réflexes correspondent à différentes parties du corps, et donc une réflexologie bien conduite atteint en réalité tout le corps. Son grand intérêt réside dans son côté pratique et facile à réaliser. Elle est particulièrement relaxante, mais améliore aussi la circulation sanguine et débloque l'influx nerveux.

• **Le massage suédois**

Énergétique et volontaire, il a pour règle de base de toujours ramener le sang au cœur. Il s'intéresse aux muscles avant tout, puis à tout ce qui s'y rattache : système nerveux et lymphatique, os... Il est particulièrement indiqué aux personnes qui ont une activité physique insuffisante car il évite la stagnation de la circulation sanguine et tonifie les muscles.

• **Le massage californien**

Ce massage psychocorporel s'adresse au corps physique, mental, émotionnel, spirituel... Les longs mouvements fluides sculptent et enveloppent le corps. Les manœuvres vigoureuses détendent les muscles tandis que les étirements invitent à un abandon total. C'est un massage de détente avant tout, qui s'adresse aux personnes stressées. On le surnomme aussi le « toucher d'amour » !

L'art de la paresse

« Tu t'agites, tu t'agites, mais tu ne fais rien… » dit un koan zen. C'est toute la différence entre « ne rien faire » et « ne faire rien ». Subtil ? Pas tant que cela. Ne rien faire, c'est surfer sur la vie sans y entrer en profondeur ; c'est soulever du vent, c'est se croire efficace parce qu'on est débordé. Tandis que « faire rien » relève du grand art auquel peu de gens sont aptes. C'est s'autoriser des moments vides d'action pour mieux pouvoir se remplir ensuite. De quoi ? On ne sait pas, mais d'autre chose.

Buller : un nouveau commandement

Soyons bien clairs : buller, ce n'est pas traîner chez soi en survêtement avec une radio comme bruit de fond et un masque au concombre sur le visage. Non, paresser, c'est entrer en rébellion contre le cycle infernal du produire-consommer qui pousse l'homme à toujours « plus ». Paresser n'a rien à voir non plus avec s'autoriser une demi-heure de sport le jeudi soir « parce que ça fait du bien ». Aucun rapport non plus avec une heure biffée sur l'agenda avec une précision en rouge : paresser. Non. Paresser, c'est une vraie philosophie. C'est retrouver un sens à la vie, c'est éprouver plutôt que prouver.

Nos vies sont rythmées par le yin et le yang, l'inspiration et l'expiration, l'action et l'inaction. Revoilà notre paresse, qui ne provoque en aucun cas l'endormissement mais l'éveil. Ne rien faire en apparence, c'est se recentrer. Si l'oisiveté est un des sept péchés capitaux, faut-il rappeler que pour les esprits spirituels de ce monde, le non-agir égale sagesse ?

Les temps morts sont pleins de vie

Bon, d'accord, ce ne sont que des mots. Alors, mettons en pratique : la vraie paresse a besoin d'espace, elle ne se contente pas de quelques poignées de minutes volées entre deux activités stressantes. Elle s'étend, lascive, impose sa présence, exige de reprendre sa place au cœur de nos vies frénétiques. Elle veut être élue, se conçoit comme une activité en soi. La méditation zen et son assise absolument immobile nécessitent mine de rien un certain travail musculaire : c'est à ce seul prix que les idées et les visions prennent naissance : tout le contraire de l'endormissement !

La justification scientifique

Toutes les 90 minutes, notre cerveau « décroche » et réclame sa pause. On s'en rend à peine compte, mais il s'offre une rêverie. Normalement, c'est le moment de s'arrêter si l'on veut être en harmonie avec ses rythmes. Si l'organisme est agressé par le stress sans possibilité de libérer sa tension, il n'a pas le temps de revenir à son état normal. Pas étonnant qu'il ressemble ensuite à un ressort tiré en permanence.

Pendant les périodes de détente, l'organisme consomme moins d'oxygène et rejette moins de gaz carbonique ; les hormones retrouvent un équilibre et le taux d'acide lactique du sang diminue. Les organes travaillent plus efficacement, la circulation s'améliore et davantage de sang parvient aux extrémités. L'esprit est alors en alerte, mais calme et tranquille. Cela a d'ailleurs été objectivé par un électroencéphalogramme pratiqué durant la méditation ; il révèle une meilleure qualité de l'éveil mental et une plus grande cohérence entre les deux hémisphères cérébraux.

Dans le calme du monde

La détente, le repos et les moments de paresse sont indéniablement importants pour être en forme. Lorsqu'on plonge en soi, on s'éloigne de la fureur bruyante de la société pour se rapprocher du calme du monde. Exactement comme lorsqu'on contemple une autoroute depuis le hublot d'un avion en vol : de petites voitures s'y déplacent sans un bruit, tout est serein.

Spécial femmes enceintes

La grossesse est une période naturellement fatigante : fabriquer un bébé, c'est du travail ! Ce n'est pas pour cela qu'il faut accepter de se traîner pendant neuf mois… Les bouleversements métaboliques et hormonaux augmentent la dépense énergétique, le poids du bébé et les kilos accumulés rendent les gestes de la vie quotidienne plus pénibles, certaines hormones spéciales « sommeil » sont fabriquées en quantité industrielles… En outre, la grossesse entraîne des besoins accrus, notamment en vitamines A, B, C, D, en calcium, en fer et, pour couronner le tout, la femme enceinte n'a droit à aucun médicament ou complément alimentaire « sauvage ». Il faut vraiment être en très mauvaise forme pour que le médecin accepte, et de mauvaise grâce, de vous prescrire un pauvre « remontant » de base.

Le parcours du combattant en trois étapes

Vous avez en fait une chance inouïe, car vous allez enfin faire connaissance avec la nutrithérapie, qui est peut-être la seule médecine à la fois sans risque pour le bébé et efficace. Mais pour frapper juste, il est indispensable de consulter un médecin nutritionniste, qui vérifiera au passage que votre fatigue n'est pas liée à un problème plus grave. D'autant qu'en fonction des mois qui passent, les causes de votre fatigue diffèrent.

Au **premier trimestre**, ce sont plutôt les hormones qu'il faut incriminer. C'est le branle-bas de combat, même si rien ou presque ne se distingue à l'œil nu. Enfin, façon de parler, parce que la traduction de ce délire hormonal est bien visible, elle : nausées ou même vomissements, troubles urinaires ou digestifs, douleurs diffuses ou précises (estomac, tête...), tout est possible. Sans parler des nerfs qui peuvent lâcher à la moindre contrariété.

Au **deuxième trimestre**, les hormones responsables des désagréments divers disparaissent. C'est la joie, c'est le bonheur. Sauf que les besoins en vitamines et minéraux explosent les quotas habituels, et que s'ils n'augmentent pas, une grosse fatigue peut s'abattre sur la future maman. C'est notamment le moment ou jamais de bien gérer les apports en fer.

Fin de partie : le **troisième trimestre** est crevant. Le bébé pèse lourd, la circulation sanguine est lente, la maman s'essouffle pour un rien. Si vous avez traversé les premières étapes en grande forme, cette dernière épreuve devrait être une simple formalité, à condition de lever le pied.

La priorité revient plus que jamais à l'hygiène de vie

Si vous ne faites pas de sport, c'est le moment de vous mettre à la natation. Nager soulage le dos, détend, apaise : c'est un vrai médicament en soi. Astreignez-vous à une séance par semaine au minimum. Si vraiment l'odeur du chlore vous donne des boutons, cherchez (et trouvez) une activité suffisamment physique pour faire travailler vos muscles en douceur. Nous ne le répéterons jamais assez : c'est votre meilleur allié anti-fatigue.

Tout sport violent ou prolongé est évidemment exclu.

Dans le même ordre d'idées, évitez les trajets trop prolongés en voiture ; si votre matelas est trop mou, changez de chambre, etc.

Il existe quelques compléments alimentaires dont les formules ont été spécialement conçues pour vous. Ne vous en privez pas. Certaines plantes peuvent aussi vous aider, mais ne les prenez pas sans en informer un médecin ou un pharmacien spécialisé en phytothérapie.

Les plantes interdites
Absinthe, armoise, berbéris (épine-vinette), bourse-à-pasteur, colchique, genêt à balais, hydraste, podophylle, rue, sanguinaire, sauge tanaisie, thuya. Attention aussi : aloès, bourdaine, cascara, séné.

Faites la collection d'ions négatifs

En dépit de leur nom, les ions négatifs sont très positifs. Mais encore ? L'air est rempli d'atomes d'oxygène chargés d'électricité. En principe, l'air devrait être « neutre » mais, sous diverses influences, les atomes perdent des électrons (ils deviennent des ions positifs) ou en gagnent (ils deviennent des ions négatifs). Les premiers nous fatiguent et nous énervent tandis que les seconds nous tonifient et nous détendent. Selon l'environnement où l'on évolue, on baigne dans les ions positifs (ville, bureaux, zone polluée, endroits clos) ou négatifs (nature, forêt, plage, montagne, proximité d'eau jaillissante naturelle). Les ions négatifs sont très fragiles : ils sont détruits ou arrêtés par tous les types de polluants, les grands murs, les espaces fermés. Alors, les ions positifs les remplacent et prolifèrent. L'influence biologique exacte de tous ces ions suscite encore de nombreuses controverses, mais le résultat objectif ne fait aucun doute et est admis par tous.

D'après divers scientifiques, parmi les influences biologiques des ions négatifs, nous trouvons : une stimulation de la thyroïde, de l'ovaire, des testicules, de la sécrétion lactée, une amélioration de la vigilance, une augmentation d'ondes alpha (relaxation), une diminution de l'anxiété, un apprentissage et une mémorisation facilités, une régularisation de la tension artérielle, une diminution de la douleur. Les ions positifs génèrent exactement les effets inverses avec, en prime, un sommeil moins profond et une augmentation de l'agressivité.

• **Les mines d'ions négatifs :**
- Près d'une cascade à la montagne : 50 000 ions négatifs/cm^3.
- En montagne : 8 000 ions négatifs/cm^3.
- Après l'orage : 1 500 à 2 500 ions négatifs/cm^3.
- À la campagne : 500 à 1 000 ions négatifs/cm^3.
- Et aussi : au soleil, en forêt, près des jets d'eau et fontaines, près des vagues (au bord de la mer), sous une douche…

• **Les endroits où l'on en trouve le moins :**
- En milieu fermé : habitation, bureau, école : 10 à 20 ions négatifs/cm^3.
- En voiture : 15 ions négatifs/cm^3.
- Dans les endroits soumis à l'air conditionné : 0 ions négatifs/cm^3 !
- Et aussi : avant l'orage, aux équinoxes, lors de la pleine lune, en hiver, lors de brouillards, dans les lieux encaissés, au contact de tout tissu synthétique, si l'air est pollué (tabac, poussière, gaz de combustion), près des appareils électriques (télé, ordinateur, etc.).

En pratique
Le citadin qui se rend tous les week-ends dans un coin de nature s'y sent toujours très bien. En dehors du paysage apaisant et de l'air plus pur, ce sont aussi les ions négatifs qui font la différence. En ville, marchez le plus souvent possible dans les parcs et jardins, surtout près des fontaines, prenez des douches, allumez un feu de cheminée ou des bougies, disposez des plantes dans les pièces. Dès que vous le pouvez, allez vous ressourcer en pleine nature.

Écrans d'ordinateur, de télévision : attention les yeux

Les personnes qui passent des heures devant leur ordinateur s'exposent, un jour ou l'autre, à une rébellion totale de la part de leurs yeux. Cette délicate machine complexe qu'est l'œil bouge dans tous les sens environ 100 000 fois par jour ! C'est dire si l'effort ne l'effraie pas. Cependant, trop, c'est trop. En restant face à son écran, la mâchoire crispée et l'œil fixé sur sa bécane, tous les mécanismes mis en place pour apaiser la vue (clignement des yeux pour lubrifier la cornée, mouvements du corps pour dénouer les muscles) sont superbement ignorés. L'œil se venge en rougissant, en fabriquant des « grains de sable », en vous proposant des images floues ou dédoublées.

Et comme l'on sait que l'œil et la fatigue sont intimement liés (la fatigue abaisse l'acuité de la vue, et à l'inverse un œil las provoque une fatigue globale), on finit par se plaindre. C'est le cas de 85 % des utilisateurs d'ordinateurs ! Certains chercheurs estiment même qu'à force, cette fatigue pourrait induire des cataractes. En tout cas, ce qui est sûr, c'est qu'en dehors de tout problème annexe (mauvaise position devant l'écran, conditions d'éclairage limites, troubles de vue non corrigés), il existe des effets négatifs spécifiques aux écrans.

Problèmes et solutions

• **Problème 1 :** 60 à 70 fois par seconde, un balayage d'électrons rafraîchit l'image à l'écran. On ne s'en aperçoit pas, mais l'œil, lui, n'est pas dupe : il distingue un tremblement permanent. Contrairement à ce qui se passe lorsqu'on lit un support papier (l'œil s'active pendant la lecture des signes ou des images, et se « repose » lorsqu'il repère du blanc – le papier –), le cerveau ne peut pas distinguer les impulsions alternant activité et repos. Or, le blanc de l'écran n'est pas perçu comme du vide, mais comme tremblement, c'est-à-dire une information. Même si cette dernière diffère du texte, elle est enregistrée, et le cerveau ne se repose jamais. Si on arrivait à régler ce problème, on éradiquerait la cause de fatigue visuelle n° 1.

Solution 1 : se forcer à faire des pauses, ne serait-ce qu'en regardant régulièrement une plante verte ou une feuille de papier.

• **Problème 2 :** les champs électriques sont composés de particules électrostatiques. Elles attirent à elles d'autres particules, dont la poussière : ce phénomène peut entraîner une irritation des yeux et, dans certains cas, de la peau.

Solution 2 : tout dépend de la nature des poussières véhiculées, mais malheureusement, pas grand-chose à faire pour éviter ce problème. Forcez-vous à cligner des yeux le plus souvent possible : la couche de liquide lacrymal évacue les impuretés et lubrifie la surface de l'œil.

• **Problème 3 :** le contraste est souvent mal réglé sur les ordinateurs. Cela signifie qu'il n'y a pas une différence suffisamment importante entre les niveaux de visibilité d'une information (texte, image) et le fond de l'écran. Ou bien que la lumière ambiante et la luminosité de l'écran sont trop proches. En effet, pour de mêmes conditions d'éclairage, la lecture est différente sur papier ou sur écran car ce dernier diffuse lui-même de la lumière.

Solution 3 : un contraste élevé est préférable. Mais pas trop cependant ! Si vous travaillez dans une pièce sombre, l'œil se fatigue à réajuster constamment entre la brillance de l'ordinateur et l'environnement obscur. La majorité des travailleurs sur écran optent pour un contraste négatif (texte noir sur fond blanc) car il rappelle naturellement la lecture sur papier. Cependant, les tremblements responsables du problème n° 1 se voient moins sur fond noir. À vous de déterminer votre confort visuel.

• **Problème 4 :** la lisibilité est fonction de la densité des pixels (points sur l'écran qui produisent une couleur) : plus il y en a, plus le texte est clair.

Solution 4 : changez d'écran si le vôtre est un peu ancien. Non seulement la pixelisation est une des priorités des fabricants, mais encore les meilleures résolutions réduisent les effets de tremblements (toujours ce problème n° 1 !).

• **Problème 5 :** l'installation face à l'écran n'est pas toujours optimale. L'angle de vision est naturellement de 15° par rapport au plan horizontal. Et souvenez-vous du sermon de vos parents : « Ne t'approche pas trop près de la télé ! »

Solution 5 : mieux vaut baisser légèrement les yeux vers son écran que les lever. Premièrement parce que lorsqu'on lève la tête, les yeux sont plus ouverts ; ils sont donc plus exposés aux poussières, donc à la sécheresse et aux irritations. Deuxièmement parce que cette posture n'est pas naturelle pour le cou ; les muscles sont trop tendus et finissent par engendrer des maux de tête et des sensations de brûlures derrière les yeux. Quant à vos parents, ils avaient évidemment raison : plus on est proche d'un écran, plus l'œil se fatigue. Cherchez la distance qui vous convient, sachant qu'elle est différente de celle requise pour lire sur papier.

Partez en thalasso

Quand la fatigue nous envahit lentement mais sûrement, que la lassitude et l'irascibilité ont déjà laissé place à des rhumes à répétition et à des troubles du sommeil, la grande bleue reste la voie royale pour chasser ce gris qui nous pèse. Les mauvaises langues mal informées affirment que marcher le long de la mer et piquer une tête dedans, c'est comme une thalasso mais en moins cher. Tout faux ! Certes, un week-end au bord de la mer, ça fait du bien, mais n'espérez pas revenir en forme olympique. Alors qu'avec un séjour en thalasso, c'est garanti sur facture.

En chiffres

200 000 cures de thalasso sont suivies chaque année en France. Les indications : stress, fatigue et surmenage pour 44 % d'entre elles. Ensuite arrivent la rhumato et la rééducation fonctionnelle (32 %), l'amincissement (16 %), les cures spécifiques (jeune maman, anti-tabac – 8 %)…

Nous savons tous désormais que la santé ne consiste pas seulement à n'être ni malade ni infirme. Les bons centres de thalassothérapie sont des lieux de prévention privilégiés où chacun est en mesure de réfléchir au meilleur moyen de préserver et dynamiser son capital-santé.

Comment la mer et son air vous remettent debout

La cure de thalassothérapie repose sur la synergie de trois éléments. L'eau, le milieu marin et l'air. Ces trois phénomènes ont fait l'objet de nombreuses publications scientifiques.

• D'abord, **l'eau de mer**. Grâce aux sels minéraux qu'elle cache, elle permet à notre pauvre corps immergé de se délasser. Il n'y pèse plus que 10 % de son poids réel : à vous souplesse et mobilité ! Lors des mobilisations en piscine ou des exercices d'aquagym, vous fournissez des efforts considérables sans même vous en rendre compte. Comme l'eau de mer est chauffée, notre épiderme est plus perméable et se laisse envahir par les précieux sels minéraux marins. Les défenses immunitaires se sentent enfin soutenues, le corps retrouve son équilibre minéral. Les bains bouillonnants massent la peau, activent la circulation et tonifient les tissus, les jets sous-marins stimulent alternativement le bas et le haut du corps, la gym aquatique « dérouille » les articulations. On se sent revivre !

• Ensuite, **le milieu marin**. Les algues présentent de remarquables propriétés antibiotiques et antivirales, tandis que les boues marines offrent une grande richesse en oligoéléments, eux aussi précieux pour renforcer notre système immunitaire. Qu'on vous les applique en enveloppements, lors de bains ou de cataplasmes de boues, les algues rechargent en calcium et magnésium et possèdent un remarquable pouvoir détoxicant. Durant l'application (à 40 °C tout de même !), on transpire et on élimine de l'urée et de l'acide lactique.

• Enfin, **l'air marin**. Frottement de l'air sur les vagues, électricité due au rayonnement solaire… c'est un festival d'ions négatifs (voir p. 89) ! Ces aérosols naturels pénètrent par nos voies respiratoires pour notre plus grand bien. Ils améliorent l'oxygénation pulmonaire, accroissent le nombre de globules rouges et, d'une manière générale, favorisent l'ensemble des fonctions de notre métabolisme.

Et encore, nous n'avons évoqué que les atouts de l'environnement marin. Une cure de thalasso, c'est une prise en charge globale qui remet sur pied en profondeur. On est obligé de manger sainement et équilibré (pas de chance : impossible de se plaindre, c'est toujours délicieux et copieux). On apprend à gérer son stress grâce à des séances de sophrologie, de tai-chi, ou de toute autre technique selon le centre. On se fait masser par des pros qui n'hésitent pas à mettre le doigt où ça fait mal… pour notre plus grand bien. Résultat : on repart gonflé à bloc, il ne peut plus rien nous arriver.

Cure marine et fatigue

Rappelons que la fatigue n'est pas une maladie en soi, mais une façon pour notre corps de dire « stop ! ». À chaque cause sa réponse thalasso :

- Fatigue carentielle liée au mode de vie et à une alimentation pauvre en minéraux et vitamines : la mer apporte minéraux et oligoéléments, la diététicienne enseigne les grands principes de la diététique.

- Fatigue organique, suite d'une maladie infectieuse (grippe par exemple), bouleversements hormonaux dans la vie des

femmes : les propriétés antibiotiques du milieu marin liées aux bienfaits du climat tonique vous remettent d'aplomb, régulent les problèmes de post-accouchement et de ménopause.
- Fatigue réactionnelle, réponse aux agressions liées à l'environnement (bruit, transports, habitat...). Très souvent, la fatigue découle de notre façon d'amortir les chocs et de « faire avec » la vie et son stress. Relaxation, soins, sophrologie et aquagym en apesanteur répondent au stress et aux douleurs diffuses.
- Fatigue psychique qui empoisonne le sommeil et risque d'aboutir à la dépression si on la sous-estime. La cure permet de retrouver son rythme de vie personnel, des horaires de coucher et de lever adaptés tout en redonnant envie d'avoir une activité physique.

Protégez-vous du bruit

Le chien aboie, la caravane passe... et ça s'entend. Surtout si le voisin d'à côté vit en direct le match de foot à la télé et que le couple du dessus règle ses comptes à renfort d'assiettes qui volent. On ne s'en rend pas compte, mais les jours s'écoulent sur un fond sonore très préjudiciable à nos nerfs. Dès qu'on peut, il faut baisser le son !

Nous croyons nous habituer au vacarme, il n'en est rien. Car si nous arrivons à en faire abstraction, l'organisme, lui, n'oublie pas. Et il peut même en devenir fou ! Les méfaits des nuisances sonores ne se limitent pas aux troubles de l'audition. Laissons de côté les bruits auxquels certains masochistes exposent leurs délicats tympans de façon consciente : walkman branché en permanence, volume sonore monté à fond ou boîte de nuit. Ça rend sourd, mais pas forcément fou.

La deuxième catégorie de bruits, ce sont les sons imposés, que l'on subit au quotidien. Imprimantes, bouteilles qui s'entrechoquent, marteaux-piqueurs, mais aussi trafic d'aéroport ou d'autoroutes, concerts de klaxons...

conjuguent leurs décibels pour déséquilibrer l'ensemble de l'organisme. Notre capacité de résistance à tout type d'agression diminue, ce qui peut mener certaines personnes à la dépression nerveuse ou à d'autres maladies psychiques ou physiques. Des études montrent que le bruit provoque des désordres hormonaux et que le nombre de consultations médicales est plus élevé en environnement bruyant qu'en zone calme.

Le sommeil ne fait pas écran

Pendant notre sommeil, l'attaque est encore plus sournoise. Lorsque nous sommes éveillés, le cerveau peut identifier l'origine des bruits et relativiser le danger qu'ils représentent. Peu à peu, il réagit moins. Mais lorsque nous dormons, les neurones se laissent perturber par ce tintamarre surprenant, et les manifestations physiologiques qui en résultent – notamment l'accélération du rythme cardiaque – se reproduisent chaque nuit. Le dormeur ne s'en aperçoit pas ou ne s'en plaint pas, mais les enregistrements par encéphalogramme révèlent une permanence des effets sur l'organisme.

Il faut donc améliorer autant que possible l'environnement acoustique de la chambre (quitte à revoir l'isolation phonique de la pièce ou à utiliser des bouchons d'oreilles), surtout chez les enfants.

À savoir

Le bruit possède d'autant plus d'impact négatif que l'on manque de magnésium. Si vous ne pouvez vous y soustraire, augmentez vos apports en magnésium (voir p. 38).

Le bruit est le premier facteur de vieillissement de l'oreille, et donc de la baisse de l'acuité auditive. Or, faire des efforts pour entendre demande une énergie considérable et peut être responsable d'un pourcentage énorme de notre fatigue quotidienne. Pour protéger vos oreilles du vieillissement accéléré, rendez-vous p. 163.

Détendez-vous parce que ça sent bon : 2 000 fois oui !

Certaines odeurs nous liftent le moral et nous font basculer dans la joie de vivre. Une senteur nous prend par surprise, et hop !, nous voilà instantanément plongés des années en arrière, avec un souvenir bien précis provoqué par cette alchimie olfactive. Les odeurs du bonheur ont ainsi donné des idées aux fabricants de parfums : « Oui, 2 000 fois oui », « Happy », « Vocalise »… des noms qui sonnent comme autant de promesses de plaisir et de joie.

Pour calmer vos petits nerfs, rien de plus simple et naturel que de distiller des huiles essentielles apaisantes. Versez simplement quelques gouttes sur une soucoupe que vous placez de préférence sur une source de chaleur. Si vous êtes fan, faites l'acquisition d'un humidificateur d'air dans lequel vous mélangez de l'eau et des huiles : un vrai bonheur doublé d'une atmosphère plus saine. Parfait en hiver, quand les microbes ont tendance à prendre leurs aises.

Ondes négatives positives

En associant la connaissance orientale des plantes aux découvertes en aromatologie (science des arômes respirés), on peut améliorer la qualité de vie de notre société stressée. C'est particulièrement au Japon, où les techniques anti-stress sont les plus avant-gardistes, que les chercheurs de Shiseido et Tagasako étudient le pouvoir harmonisant des fleurs.

Le cerveau reste le chef d'orchestre, à qui l'odorat transmet des informations contenues dans le parfum. Il suffit de lui envoyer des odeurs de jasmin et le voilà aussi excité que s'il venait juste d'avoir son petit noir au comptoir ! En revanche, proposez-lui de la lavande, et il émettra les ondes CNV (*Contingent Negative Variation*) de la détente. Grâce aux émanations de rose, les pulsations cardiaques s'abaissent : les gens sont manifestement plus calmes. Le citron, lui, est indiqué pour réduire le taux de cortisol, une hormone du stress, même lorsqu'il est très élevé.

- **Au palmarès des huiles essentielles zen :**

- La fleur d'oranger, le ravensare et le basilic sont anti-stress.
- La marjolaine et la lavande détendent.
- L'eucalyptus, le pin et le melaleuca aident à mieux respirer.

Pour une cure intensive d'huiles essentielles, reportez-vous à la page 120.

Trop, c'est trop
Rappelez-vous que le parfum est fait pour capter l'attention d'autrui, et pas n'importe qui ! Se parfumer, c'est émettre des ondes odorantes dans le but de délimiter un espace privé, et de projeter sur votre entourage une aura « quatre étoiles ». Optez donc pour un parfum qui vous ressemble, et n'abusez pas du spray : il n'y a rien de plus insupportable que de dîner à côté d'un nuage d'odeurs.

Redynamisez votre sexualité

Selon divers instituts de sexologie, seuls 3 couples sur 10 sont heureux sexuellement ! Lorsqu'on connaît l'importance d'une sexualité épanouie pour l'équilibre émotionnel, le bien-être physique et la pérennité du couple, il est urgent de rentrer dans ce quota. Championne toute catégorie des causes d'insatisfaction : la baisse du désir. Remettez-vous-en aux médecines douces plutôt qu'aux « pilules miracles » du sexe, qui ne devraient être employées qu'en cas de maladie organique avérée (rare).

Je suis fatigué de toi

Inutile d'aller plus loin si votre partenaire ne vous inspire plus. Si vous êtes « fatigué de l'autre », aucune médecine, ni douce ni dure, n'y pourra rien changer. Les conseils suivants sont destinés aux personnes qui sont simplement fatiguées au quotidien, donc fatiguées au lit. D'ailleurs, toutes ces lassitudes sont liées et relèvent de la libido. Nous vivons encore sur la notion freudienne selon laquelle cette dernière est uniquement d'essence sexuelle, pulsion à l'état pur. En fait, la définition de la libido a été considérablement élargie avec les nouveaux penseurs de la psychanalyse, Jung et Reich en tête. La libido est l'énergie vitale, tout autant physique que psychique. Son expression sexuelle est fondamentale, mais elle se manifeste aussi par le biais du potentiel de guérison chez un malade, la capacité de concentration chez un candidat au bac ou d'effort physique chez un athlète.

Derrière une baisse de tonus sexuel se profile donc bien souvent une chute de tonus tout court. Par conséquent, c'est l'ensemble du corps et du psychisme qu'il faut redynamiser. D'autant que la libido est fortement liée à l'envie de vivre et à la gaieté… l'inverse de la dépression en quelque sorte. Ce livre tout entier vous concerne. Il existe néanmoins des aides spécifiques à une baisse d'activité sous la couette, étonnamment peu connues en dépit de leur efficacité.

Les élixirs du désir

Les fleurs de Bach sont à privilégier lorsque l'origine des troubles sexuels est à l'évidence psychologique.

- *Aspen* : pour l'anxieux(se) qui craint la sexualité en général.

- *Beech* : pour celui qui a peur de l'autre, et dont la crainte s'exprime par des mots blessants moqueurs, violents. Le manque de confiance en soi l'isole et le fait souffrir.

- *Centaurée* : pour ceux, trop serviables, qui sont soumis aux quatre volontés des autres. À force, cette attitude nuit au désir.

- *Red chestnut* : pour les personnes submergées par les soucis au quotidien, qui deviennent agressives, jalouses et possessives. Le désir s'étiole...

- *Star of Bethleem* : cet élixir est employé dans les baisses de libido consécutives à un choc (deuil, rupture, viol, accident...).

- *Vine* : c'est le remède de l'homme dominateur qui dirige tout, s'impose sans cesse, sait tout mieux que les autres. Il ne laisse aucune place à sa partenaire et finit par ne plus la désirer.

- *Waterviolet* : pour les personnes qui s'isolent de la réalité dans un monde imaginaire. Parfait pour les femmes qui attendent le Prince charmant et qui doivent comprendre un jour ou l'autre qu'il n'arrivera jamais.

Pour le mode d'emploi, reportez-vous à « Les fleurs de Bach contre les nerfs à vif ».

Alimentation et plaisir : quel rapport ? Sexuel !

Certaines habitudes alimentaires sont de véritables tue-l'amour. Ainsi, 50 % de nos apports caloriques sont constitués de graisses et de sucres rapides. Malheureusement, ces aliments sont acidifiants (rien à voir avec « acides » !), ce qui change l'équilibre des tissus et influe négativement sur nos sécrétions hormonales, neurohormonales (dans le cerveau) et immunitaires. Bilan : mal-être au quotidien, spasmophilie, ballonnements, troubles du sommeil et mauvaise résistance au stress. Ces malaises physiques et psychiques rejaillissent naturellement sur le désir et la sexualité, tellement influençables et fragiles ! À l'inverse, une alimentation « alcalinisante » génère une digestion basique, garante de bien-être mental et physique.

C'est leur composition en minéraux et éléments organiques qui rend les aliments acidifiants (viande, poisson, œuf, pain) ou alcalinisants (fruits et légumes). Il est essentiel d'associer les aliments en fonction de leur complémentarité. L'abondance du potassium dans les végétaux neutralise non seulement les propres acides du végétal, mais encore ceux produits par la dégradation des protéines animales. C'est pourquoi il est important de consommer de la viande avec des légumes et non avec des pâtes ou du fromage (cheeseburger). Concrètement, associez les aliments du tableau 1 avec ceux du tableau 2 (voir ci-dessous et ci-contre).

L'effet acidifiant des viandes et des œufs provient à la fois de leur richesse en acides aminés soufrés et en phosphore. L'action alcalinisante des fruits et légumes est liée à leur faible taux de protéines et de phosphore, et à

TABLEAU 1 - RAPPORT MOLAIRE POTASSIUM/SODIUM (d'après le Pr Christian Rémésy, INRA, Theix)

Aliments ayant un rapport < 3 acidifiants		**Aliments ayant un rapport < 1 TRÈS acidifiants**	
Légumes secs	100	Œuf	0,6
Pommes de terre	90	Pain complet	0,4
Fruits	30-60	Pâtes, riz	0,2
Légumes frais	10-60	Biscuits	0,2
Lait de vache	3,0	Corn flakes	0,16
Poulet	2,6	Pain blanc	0,13
Porc	2,8	Charcuterie	0,1
Bœuf	2,9	Fromage salé	0,07

l'abondance du potassium. Concrètement, il suffit d'éviter de marier les aliments riches en sodium et faibles en potassium. En revanche, ces produits peuvent, et doivent, être associés aux aliments riches en potassium. Les associations melon/parme, pomme de terre/fromage, céréales/légumes, œuf/légumes, céréales/fruits, charcuterie/pomme de terre/légumes... sont tout à fait judicieuses.

TABLEAU 2 - PRINCIPALES SOURCES DE POTASSIUM (à associer aux protéines animales) (en mg pour 100 g)

Légumes		Fruits	
Persil	800	Abricot sec	1 520
Épinard	529	Banane séchée	1 150
Topinambour	478	Raisin sec	780
Pourpier	450	Figue séchée	770
Ail	446	Noix	690
Fenouil	430	Dattes	677
Champignon	420	Avocat	522
Pissenlit	420	Banane	385
Oseille	390	Noix de coco	380
Artichaut	385	Abricot	315
Brocoli	370	Melon	300
Pomme de terre	370	Kiwi	287
Betterave	336	Groseille	280
Potiron	323	Cerise, grenade, prune, raisin	250
Céleri	320	Figue fraîche	232
Chou-fleur	320	Framboise	220
Salsifis	320	Mûre, coing, pêche	200

Autres sources alimentaires	
Viandes, poissons, volailles	300 à 400
Chocolat	400

Pierre Meneton, INSERM U367, Paris.

Pensez aux fruits qui peuvent, en guise de dessert, améliorer à eux seuls l'équilibre alcalinisant de l'ensemble du repas. Contrairement aux idées reçues, et en dépit de leur saveur acide, les agrumes ne sont pas acidifiants mais alcalinisants.

Par ailleurs, il est prouvé que nous souffrons presque tous de déficiences en vitamines du groupe B, C, E et en zinc. Le retentissement sur la sexualité est immédiat. Une carence en vitamine B1 affaiblit le système nerveux, dont l'équilibre est primordial à la sexualité. Une déficience en vitamine B3 diminue même l'accès à l'orgasme, par l'intermédiaire d'une moins bonne sécrétion d'histamine. Des apports insuffisants en zinc dépriment la sexualité et favorisent l'impuissance. Un mauvais choix d'acides gras trouble la conduction nerveuse du désir, etc.

L'ostéopathie : un tonifiant du désir

Un blocage au niveau des lombaires peut affaiblir l'ensemble de la sphère sexuelle. C'est en effet du bas du dos que partent les nerfs, les vaisseaux et les méridiens qui alimentent les parties génitales. S'il y a blocage mécanique, l'énergie ne circule plus : panique. Pensez-y si vous êtes tombé sur le coccyx, si vous avez mal au dos ou avez été victime d'un accident de voiture, même très ancien. N'hésitez pas à aller consulter un ostéopathe (l'ostéopathie est désormais reconnue officiellement par le ministère de la Santé) : vous aurez sûrement moins mal, et votre désir pourrait bien être renforcé.

Les grands ennemis à combattre

- Le tabac (il augmente nettement le risque d'impuissance en endommageant les vaisseaux sanguins impliqués dans l'érection).

- L'alcool (il fait chuter le taux de testostérone et perturbe les muscles).

- L'excès de cholestérol, le diabète, l'hypertension et tout ce

qui entraîne des anomalies des vaisseaux sanguins qui irriguent le pénis.

- La dépression et le stress sont des perturbateurs majeurs de la libido.

- Certains médicaments s'attaquent à la libido et à l'érection. C'est le cas de nombreux neuroleptiques, anxiolytiques, antidépresseurs, antihypertenseurs, antihistaminiques, antituberculeux, hypocholestérolémiants, antiangoreux, antiarythmiques.

- L'alimentation joue un rôle déterminant dans la sexualité. Si vous souhaitez rester actif, évitez l'excès de sucres, y compris les glucides lents (pâtes, pommes de terre, etc.) qui provoquent la sécrétion de sérotonine, une substance qui entraîne la somnolence. Avant une folle nuit, préférez un repas riche en protéines, qui entraîne la sécrétion de dopamine, une substance inverse à la sérotonine ! Pensez viande, poisson, crustacés, fromage, yaourt, soja, œufs, spiruline (une algue très riche en protéines).

Visez l'équilibre

« Le tir devrait être comme l'eau qui coule », selon le credo du kyudo, une discipline classée dans les arts martiaux. Ce budo (art martial), considéré comme l'un des plus purs, est élitiste et spectaculaire. Mais il existe bien d'autres façons plus simples de retrouver l'harmonie entre le corps et l'esprit par le biais d'une activité « zen ». L'objectif, toujours atteint ? Viser l'équilibre.

Les arts martiaux sont très en vogue, et de plus en plus de grands maîtres viennent enseigner aux Occidentaux ignares comment se tenir debout, marcher, faire des mouvements, sans offenser la statique du corps ni, surtout, la souplesse de l'esprit. Si la tradition japonaise est à l'origine de ce vaste mouvement, elle a fait des petits, venus de tous les horizons : arts martiaux chinois, thaïlandais ou vietnamiens offrent une pléiade de disciplines.

Discipline, c'est le terme, car point de progrès sans une formidable patience et une maîtrise de soi qui s'apprend lentement. Mais le résultat est là, justement : mieux se connaître, n'est-ce pas le seul moyen de rester calme face aux agressions de la vie ? Exit fatigue nerveuse et physique : plus rien ne vous atteint.

Le tai chi chuan : plus souple et plus sympa

À l'origine, le tai chi (prononcez taï chi) était un art de combattre destiné à neutraliser son adversaire sans brutalité. Aujourd'hui, c'est devenu un « sport de santé » (une nouvelle expression qui ne signifie pas grand-chose) aux multiples facettes raffinées.

Tout est basé sur l'équilibre : mouvement-immobilité, relâchement-étirement, flexion-torsion… Le corps et l'esprit en raffolent ! Les mouvements sont ronds, souples et lents, ce qui contribue sans doute à son surnom, « la méditation en mouvement ».

C'est un vrai sport accessible à tous (même aux femmes enceintes) qui transforme tous les pratiquants qui l'essaient, si l'on en croit les témoignages. Comme la lenteur est à la base du tai chi, les centres nerveux ont tout le temps de solliciter doucement les muscles et les articulations, qui non seulement ne souffrent pas mais peuvent même se dérouiller. Au point que certains médecins le conseillent à leurs malades ! Les fans rapportent aussi qu'ils sont devenus plus souples, au sens propre comme au figuré. Et tellement plus toniques…

Le yoga : faites circuler l'énergie

Le yoga ne date pas d'hier. Voici plus de 2 000 ans qu'il pacifie le corps et l'esprit de la population indienne. En Occident, on pratique surtout le hatha yoga, fondé sur les fameuses postures (asanas) qui, associées aux exercices de respiration (pranayamas), rétablissent la libre circulation de l'énergie et du souffle. Inutile de maîtriser les 84 000 postures du yoga traditionnel, un professeur compétent adapte ses cours aux capacités et aux besoins de chacun. Il existe différents types de yogas, dont certains spécifiques comme ceux pour enfants ou pour femmes enceintes.

Le must : l'ashtanga yoga

Yogi mou, lotus et paupières tombantes, passez votre chemin : l'ashtanga yoga ressemble plus à de l'aérobic qu'à une séance de relaxation. On murmure qu'il s'agit là du plus ancien des yogas, et que tous les autres ont connu une adaptation moins « physique ». Quoi qu'il en soit, le yoga dynamique, également appelé « yoga volant » ou « power yoga », fait office de potion magique selon ses pratiquants.

Comme tous les autres yogas, il débarrasse du stress et améliore la concentration, mais celui-là se distingue par son côté « extrême » : anti-fatigue total, il permettrait carrément de rajeunir, de libérer son énergie vitale et d'atteindre enfin la sérénité absolue. Dans la foulée, il augmente la résistance et l'endurance, renforce les abdos, développe des muscles félins. Très spectaculaire et aérien, il enchaîne des dizaines de postures rapides, permettant au yogi d'habiter pleinement l'espace.

Et comme la nouvelle tendance est de s'agiter mais pas bêtement, l'ashtanga yoga offre au nouveau pratiquant la possibilité de sauter dans tous les sens tout en réfléchissant au sens profond de la vie. Enfin, lorsqu'on dit « offre », façon de parler : si l'on veut vraiment suivre les conseils du *guruji* (gourou), il faut l'accompagner dans ses tournées annuelles aux quatre coins de la planète. Les anciens sportifs y retrouvent l'essence du mouvement et se reconnaissent dans les aéroports grâce à leur tapis de yoga qui dépasse de leur attaché-case. Attention : sans rentrer dans le yoga-business (Gucci propose un tapis de yoga à 823 euros), offrez-vous au moins un professeur, sinon c'est le claquage ou le déboîtage assurés. Et même si le yogi se console car « chaque douleur est un *opening* » (une porte ouverte), marcher sur les mains, pieds croisés derrière la tête, ne s'improvise pas.

En pratique
Si vous vous sentez attiré par les arts martiaux, félicitations ! Le chemin est long mais fabuleux. Contactez les professionnels (voir annexes) pour assister à un cours ou participer aux journées portes ouvertes le plus souvent gratuits : vous pourrez plus facilement faire votre choix. Vous pouvez aussi profiter de vos vacances pour partir avec un club qui propose des stages (une ou deux heures par jour). C'est le cas de certains villages du Club Med : pas d'inquiétude, les professeurs sont triés sur le volet. La déferlante a même inondé les salles de gym – renseignez-vous à la mairie ou dans les clubs de gym près de chez vous.

Respectez votre convalescence

Vous avez été malade ou avez subi une opération chirurgicale et vous vous sentez mieux ? Ce n'est pas pour autant que vous êtes totalement remis sur pied. Il fut un temps où la convalescence était considérée, à raison, comme une période très importante pour guérir. On partait en « maison de repos », et il n'était pas question de s'activer pendant ce laps de temps qui pouvait durer plusieurs mois.

Aujourd'hui, pas d'histoire : dès que l'on commence à émerger d'une maladie, on est prié de sourire, de prendre son courage à deux mains et de repartir au charbon. C'est méconnaître totalement le fonctionnement immunitaire de base ! On a vu que de nombreuses maladies pouvaient causer une asthénie ; certains troubles sont même annoncés par de la fatigue, avant même qu'il y ait d'autres symptômes. C'est le cas des hépatites virales ou de la mononucléose infectieuse (angine à monocytes).

Maladie = sport = jeûne

Les affections virales sont particulièrement fatigantes parce qu'elles détruisent les tissus, notamment ceux du foie. En outre, lors de ces maladies, le corps est obligé de puiser dans ses propres réserves en protéines pour reconstruire les cellules hors-service, alors même que les hormones de la « réparation cellulaire » sont abaissées ! La fatigue ne disparaîtra totalement que lorsque les cellules seront restaurées.

Par « convalescence », nous entendons en fait période pendant laquelle le corps compte ses morts au combat et reprend du « poil de la bête ». Les situations qui l'ont laissé sur le carreau peuvent être aussi diverses qu'une maladie virale, une épreuve sportive très éprouvante ou un jeûne trop prolongé ou mal conduit. Le point commun entre ces trois « activités » : elles génèrent un stress physiologique comparable et détruisent nos protéines.

Microcosmos

L'importance de la fatigue n'a aucun rapport avec la « gravité » d'une maladie. Les virus fatiguent toujours plus que les bactéries ; une angine virale est bien plus épuisante que sa cousine à streptocoques, pourtant plus dangereuse. Les malades du sida sont toujours très fatigués par le virus, même lorsqu'il n'y a pas de surinfection bactérienne.

Huiles essentielles spéciales « convalescence »

Mélangez des huiles de citron, de géranium, de gingembre, de pamplemousse, de lavande, de romarin et de thym (50 gouttes en tout). Déposez quelques gouttes de ce mélange sur une soucoupe et laissez diffuser dans l'atmosphère. Mieux : versez-en un peu dans trois cuillères à soupe d'huile d'amande douce, et massez-vous les mains et les pieds.

Sagesse et longueur de temps
Dans tous les cas, le temps de récupération est beaucoup plus long que la durée de l'épreuve. N'essayez pas de la raccourcir en avalant des wagons de dopants : c'est totalement inutile, cela ne ferait que surajouter un stress. En revanche, soyez particulièrement vigilant sur votre alimentation, et notamment sur vos apports en protéines.

CHAPITRE III

NE VOUS EN PRIVEZ PAS

Non, vous n'êtes pas seul face à l'adversité. Plantes, huiles essentielles, fleurs de Bach, homéopathie, compléments alimentaires… la nature se plie en quatre pour vous remettre sur les rails. Même un rééquilibrage hormonal, si besoin, peut être envisagé sans aucun danger à condition d'en respecter les modalités. Ne boudez pas ces aides qui n'ont rien de superflu : si vous êtes carencé en vitamines ou en minéraux, seule une supplémentation pourra venir à bout de votre épuisement. Même chose pour une déficience en rayons lumineux en hiver… contre les idées noires, que la lumière soit !

Faites confiance aux plantes anti-fatigue

Elles ont la bonne idée de stimuler sans « coup de barre » et le bon goût de ne présenter aucun effet nocif. Il faut les préférer avant de se tourner vers des aides moins efficaces et plus « agressives ».

Le guarana

C'est la plante la plus riche du monde en caféine (4,5 g pour 100 g) mais – et c'est ce qui change tout ! –

elle contient également une grande quantité de tanins (10 g pour 100 g). Ceux-ci permettent à la première de se libérer plus lentement dans l'organisme, tout en rendant ses effets plus durables et moins excitants. Le guarana augmente la libération d'adrénaline, et donc le métabolisme de base, ce qui a pour effet direct de stimuler l'organisme et d'améliorer l'endurance. Cette plante présente un intérêt particulier pour soutenir l'activité intellectuelle et physique lors d'une courte période (préparation d'un examen, surmenage sportif, surcharge de travail...). Si de plus vous souhaitez perdre quelques kilos au passage, elle vous y aidera car la caféine augmente la dépense énergétique du corps, même au repos.

Le ginseng

La légende chinoise raconte qu'il y a 5 000 ans, la foudre frappa un ruisseau dans la montagne, provoquant la naissance du ginseng, fils du feu et de l'eau, plante médicinale et cadeau des dieux. Depuis, sa racine est utilisée pour son exceptionnel pouvoir tonifiant et revitalisant. Elle est appelée « fleur de vie » en Asie et en Corée, et avec raison semble-t-il puisqu'elle augmente les performances physiques et intellectuelles. Par ailleurs, le ginseng permet une meilleure adaptation de l'organisme à l'effort en diminuant la sensation de fatigue, les douleurs musculaires, le taux d'acide lactique dans le sang (grand responsable des courbatures), tout en augmentant l'utilisation de l'oxygène par les muscles. En outre, le ginseng agit sur les corticosurrénales, stimulant au passage les organes sexuels.

C'est l'une des rares plantes à avoir été étudiée « scientifiquement » sous toutes les coutures et qu'aucun scientifique n'oserait remettre en question. Attention, il y a ginseng et ginseng : on doit retrouver un taux de ginsénosides au moins égal à 8 %. C'est souvent ce « détail » qui fait la différence de prix, mais aussi d'efficacité ! Cette plante est particulièrement indiquée lors des passages à vide ou pour aider l'organisme lors d'une convalescence. À associer au kola en cas d'épuisement général.

Le kola

Issue du kolatier, la graine de kola est utilisée depuis très longtemps par les Africains pour soutenir des efforts musculaires prolongés, par exemple pagayer de nuit. Son analyse révèle la présence de caféine et de théobromine, aux propriétés stimulantes. La caféine y est combinée à des tanins, ce qui permet une action prolongée dans le temps et évite les effets parfois brutaux de la caféine seule – notamment sur le cœur. Le kola est un bon excitant musculaire et psychique, utile lors d'efforts de longue durée.

L'éleuthérocoque

La grande originalité de l'éleuthérocoque est d'être adaptogène, c'est-à-dire de favoriser l'adaptation de l'organisme à diverses situations. Les cosmonautes russes l'utilisent d'ailleurs pour mieux s'adapter à la vie dans l'espace. Mais la vie quotidienne apporte son lot de situations étranges aussi, tant pour le psychisme que pour le corps ! L'effet stimulant et vitalisant de l'éleuthérocoque s'expliquerait par un contrôle hormonal par l'intermédiaire de l'hypophyse et de l'hypothalamus. Le renforcement de la résistance de l'organisme est constant et soutenu, même après l'arrêt du traitement. Enfin, cette plante est une alliée intéressante puisqu'elle stimule les réactions de défense sans pour autant les remplacer.

L'aubépine

Cette plante n'est pas stimulante en elle-même, mais elle régularise le rythme cardiaque et réduit la nervosité. Elle empêche ainsi la dilapidation phénoménale d'énergie chez les enfants et les adultes anxieux. Elle apaise aussi les sensations de palpitations, notamment chez les spasmophiles. Elle remplace donc avantageusement les médicaments classiques de l'anxiété tout en évitant la somnolence pendant la journée.

Une immunité en béton armé

Au plus profond de notre corps se joue, en permanence, une partie de bras de fer entre notre monde intérieur et le monde extérieur, entre ce qui est nous et ce qui ne l'est pas. Heureusement, nous sommes parfaitement équipés pour nous défendre contre ces agresseurs microscopiques que sont les microbes ou les virus. Dès que l'un d'entre eux se présente aux portes de notre citadelle (peau, intestins, narines, yeux, poumons...), les sentinelles T4 et CD4 sonnent l'alerte et les lymphocytes T et B accourent, armés jusqu'aux dents.

Négociation ou duel à mort : en général, nous ne réalisons pas que notre système immunitaire nous sauve la vie plusieurs fois par jour. Mais parfois, les veilleurs sont trop sollicités et ils somnolent un peu. Ou encore l'armée immunitaire peut être débordée par les événements, surtout lorsque les assaillants se multiplient alors que les conditions de défense se détériorent. C'est le cas en hiver, lors de grosses fatigues ou de grands bouleversements personnels. Pour aiguiser votre immunité, certaines plantes sont tout indiquées.

Les attaques virales et bactériennes nous affaiblissent car elles sollicitent fortement le système immunitaire. À l'inverse, la fatigue abaisse nos défenses : on a constaté chez les déprimés et les asthéniques (fatigue sans cause apparente) un moindre taux de lymphocytes T4 et de cellules tueuses bien utiles pour nous protéger !

L'acérola : du concentré de vitamine C

C'est vraiment la base de la protection immunitaire. Ruez-vous sur cette petite cerise, bourrée de vitamine C, dès que vous sentez que les choses pourraient se gâter. À vrai dire, la vitamine C chimique (comprimés à sucer de préférence) est aussi efficace d'un point de vue immunitaire. Mais les comprimés d'acérola, s'ils sont gorgés de cette vitamine, contiennent aussi d'autres substances bienfaitrices telles que des bioflavonoïdes. La vitamine C naturelle peut ainsi être consommée le soir sans risque d'énervement. Attention : pour prévenir, un comprimé de 500 mg par jour suffit (vous pouvez monter jusqu'à 1 g). Mais lorsque les microbes sont là, cette dose est notoirement insuffisante : n'hésitez pas à prendre 5, 6 ou même 8 g de vitamine C étalées sur la journée pendant quelques jours, pour redescendre progressivement ensuite. On trouve aussi beaucoup de vitamine C dans le cynorrhodon.

L'échinacéa : les microbes ne lui disent pas merci !

C'est LA plante de l'immunité. Cette jolie fleur rose a le bon goût d'empêcher l'effondrement du système immunitaire lors des stress et des coups de fatigue.

À consommer aussi souvent que possible en prévention (lorsque vous êtes entouré de personnes qui toussent ou que vous nagez dans le stress) mais aussi dès que vous présentez les premiers signes d'une maladie quelconque.

L'éleuthérocoque : pour les athlètes du quotidien

Ce sont surtout les habitants des lointaines contrées de la Russie qui ont étudié cette plante, car elle y pousse comme du chiendent, surtout en Sibérie. On murmure même que du temps de l'Union soviétique, c'est elle qui permettait aux athlètes d'atteindre des niveaux de performance exceptionnels aux JO. Quoi qu'il en soit, l'éleuthérocoque aide l'organisme à s'adapter à de nouvelles situations. Utile lorsque de grands chamboulements (divorce, déménagement, changement de saison) perturbent la libido, le tonus en général et la bonne humeur en particulier. Elle combat la fatigue sous toutes ses formes, et notamment la baisse d'immunité.

Le Shii-ta-ké : l'élixir de longue vie

Cet extraordinaire petit champignon renforce l'immunité et participe à la longévité des Japonais depuis plus de 1800 ans. Surnommé « l'élixir de longue vie », il est particulièrement recommandé aux personnes qui souffrent de troubles récurrents (notamment herpès) ainsi qu'en prévention des affections hivernales. Sa richesse biologique est exceptionnelle : il apporte tous les acides aminés essentiels (qui constituent les protéines) + quelques acides aminés rares, de très nombreuses vitamines, des sels minéraux (phosphore, potassium, silice, magnésium, calcium…). Il contient aussi des glucides très particuliers, dont le lentinan et l'ACP2, qui ont des propriétés immunostimulantes et antivirales.

On trouve aussi du Maïtaké, un autre champignon japonais aux propriétés comparables.

Gelée royale : le miel plus ultra

D'accord, ce n'est pas une plante… Mais elle est tout de même fabriquée à partir de végétaux ! Toujours très prisée par les seniors, et avec raison, la gelée royale est indiquée en période de grands froids et/ou en cas de convalescence. N'oublions pas qu'elle nourrit la reine des abeilles, lui permettant de vivre 50 fois plus longtemps que la butineuse de base, tout en pondant 2 000 œufs par jour ! C'est dire si son pouvoir anti-vieillissement et stimulant est grand.

Mettez votre foie au vert

Rien ne fatigue plus qu'un foie malmené, et rien ne lui fait plus de bien qu'un traitement à base de plantes. Anticipez les agapes en tous genres, véritable supplice pour lui. Le pauvre, dès l'apparition des bûches dans les pâtisseries au mois de novembre, il en tremble d'avance ! Pour l'aider à faire face aux abus ou le réparer en douceur en cas de « crise de foie », passez au vert. Il n'est pas rare qu'aux changements de saison (notamment au printemps), on se sente « barbouillé » et fatigué. Si vous avez une tendance à une paresse hépatique, une cure de radis noir en ampoules est fortement conseillée.

C'est moi qui fais tout ici

Certains prétendent que la crise de foie n'existe pas. Ou encore qu'on n'en souffrirait qu'en France. Ailleurs, on ne sait pas, mais dans l'Hexagone, il faut dire que c'est franchement désagréable. Ce noble organe travaille sans cesse, même au repos. Tout le métabolisme des hormones passe par lui, mais on lui doit également le stockage des vitamines et des glucides, l'excrétion des déchets sanguins, la sécrétion de la bile, la destruction des médicaments… en tout, plus de 500 fonctions ! S'il pouvait parler, il se plaindrait que « c'est lui qui fait tout ici ! ». Si, en sus de ce travail fantastique, on lui inflige un repas trop important, trop riche ou trop alcoolisé, il craque.

Certes, un foie amputé à 75 % se reconstitue intégralement en quatre mois. Mais, en raison de sa grande complexité, il peut être atteint d'une multitude d'affections. Choisissez bien la plante qui convient, notamment en fonction des troubles associés. Toutes les plantes existent en gélules (extraits) mais aussi en tisane ; cette dernière forme a le mérite de vous faire boire, donc éliminer, ce qui est primordial lors d'une fatigue hépatique. Principe de base : plus la tisane est amère, plus vite vous serez guéri ! Laissez toujours infuser 10 minutes, et buvez une tasse avant chaque repas.

• **Artichaut :** la plante qui protège et régénère la cellule hépatique. On l'utilise en cas de trouble hépato-biliaire, de jaunisse (et suites) ainsi qu'en cas de cirrhose, pour stimuler le renouvellement du foie.

• **Boldo :** la plante tonique. Il entre dans la composition de nombreux médicaments « classiques » pour soigner le foie. Il stimule la sécrétion de la bile et donc la digestion. On l'utilise en cas de digestion difficile, après un repas trop copieux, surtout si ces troubles sont associés à une sécheresse de la bouche.

• **Chardon-Marie :** la plante fondamentale. À choisir en cas d'intoxication alimentaire. Un plus : elle sera parfaite si, de plus, vous souffrez de saignements de nez ou de règles abondantes.

• **Fumeterre :** la plante régulatrice. À choisir en cas de migraines d'origine hépatique, ou de nausées si vous êtes enceinte. Elle calme aussi les spasmes intestinaux. Attention ! Cette tisane est à consommer loin des repas.

• **Romarin :** rien que l'odeur fait du bien ! Intéressant en cas d'inflammation chronique de la vésicule biliaire. À choisir si vous souffrez de ballonnements et douleurs abdominales associés aux troubles hépatiques.

• **Aubier de tilleul :** pour les foies paresseux, responsables de migraines. À choisir en cas d'aérophagie et d'état nauséeux.

• **Ballote :** la plante des enfants. Elle peut tripler le volume de la bile excrétée par demi-heure et favorise donc la digestion. C'est aussi et surtout une des plantes les plus sédatives qui soient. Elle est totalement dénuée de toxicité.

• **Radis noir :** le drainage en profondeur. Il est très souvent prescrit en cas de troubles hépatiques et biliaires chroniques. Vous pouvez consommer cette plante médicinale en croquant à belles dents dans sa chair !

• **Pissenlit :** l'ami des foies capricieux. Son absorption peut quadrupler la quantité de bile excrétée en une heure. Il nettoie l'ensemble de l'organisme. Vous pouvez le consommer sous forme de salade !

Rappel
Tout ce qui porte atteinte au foie nous laisse à plat. C'est normal. Un abcès, cancer ou trouble quelconque du foie fatigue toujours beaucoup plus que la même atteinte sur un autre organe. C'est que notre brave foie est la centrale métabolique et détoxicante de l'organisme, donc non seulement il est malade mais encore toutes les fonctions qu'il gérait au quotidien sont ralenties. De plus, toutes les classes de médicaments peuvent entraîner une intoxication hépatique, c'est-à-dire en fait détruire les cellules du foie. Pour toutes ces raisons, les phytothérapeutes et médecins soucieux de soutenir le « terrain » proposent en général un traitement pour soutenir le foie en parallèle à TOUT traitement médicamenteux, quelle que soit la maladie. Pensez-y, d'autant qu'après une attaque du foie, la fatigue peut persister fort longtemps, même après guérison complète.

Assiette : les méchants et les gentils

Le rapport entre foie et alimentation est évident. Un régime très strict, même s'il ne dure que quelques jours, est la première condition pour soulager son foie.

• **Non :** le sucre, le gras et l'alcool. Ce sont les trois ennemis jurés du foie.

• **Oui :** artichaut, pissenlit, carottes, salades (éventuellement cuites), cresson, tomate, olive, pommes, fruits acides (orange, pamplemousse, mandarine), raisin. Une cuillère d'huile d'olive à jeun le matin fait des merveilles, même si cela semble écœurant. Vous pouvez y ajouter une tranche de citron pour « faire glisser ». Buvez, buvez, buvez (de l'eau et des tisanes).

Attention !
Soigner soi-même sa crise de foie est à la portée de tous. Pallier une insuffisance chronique du foie est une tout autre histoire. En l'absence d'amélioration nette dans les trois jours, ne poursuivez en aucun cas en automédication un traitement à base de plantes, même si elles vous paraissent anodines. Il faut consulter.

Choisissez votre huile essentielle du tonus

Les huiles essentielles peuvent faire des miracles contre le stress. Au moins, pendant que vous barbotez dans votre bain odorant ou que vous vous faites masser par l'homme (ou la femme) de votre vie, les angoisses et autres idées fixes reprennent la place qu'elles n'auraient jamais dû quitter : celle de déchets indésirables qui pourraient bien disparaître dans le siphon de la baignoire avec l'eau du bain.

Les huiles essentielles déclenchent la sécrétion de substances apaisantes et anti-douleur dans le cerveau. Choisissez une ou deux huiles parmi les plus appropriées, mais pas plus.

Attention !
N'appliquez JAMAIS d'huile essentielle pure sur la peau. Mélangez toujours 3 ou 4 gouttes dans l'équivalent de deux cuillères à soupe d'huile végétale (amande douce par exemple). Utilisez ensuite en massage ou délayez dans l'eau du bain.

QUELLE HUILE…	POUR QUOI ?
Marjolaine, lavande	Agitation, migraine.
Bergamote	Anxiété, nervosité.
Citron	Apathie, fatigue, ennui.
Ylang-ylang	Calme (mais stressé intérieurement !), stress émotionnel.
Cyprès	Chagrin, irritabilité, stress mental.
Menthe poivrée	Choc, pensées négatives.
Camomille	Colère, culpabilité, excitabilité.
Lavande	Épuisement (physique ou nerveux), sautes d'humeur, traumatisme.
Cèdre	Insomnie, excitabilité, stress mental.
Sauge sclarée	Hystérie.
Orange	Pensées négatives, perte d'intérêt dans la vie.

Découvrez les sels du bon docteur Schüssler

Le docteur Schüssler, homéopathe, avait une théorie plutôt avant-gardiste pour son époque. En gros : si le corps est fatigué, c'est que ses cellules manquent de certains minéraux, qu'il faut leur fournir si l'on veut retrouver la pêche. Chaque forme de fatigue exprime une déficience de tel ou tel sel. Dès 1870, il élabora donc sa technique biologique rééquilibrante et anti-fatigue.

Appelés également sels tissulaires, les sels de Schülsser sont préparés comme les médicaments homéopathiques, mais uniquement à partir d'éléments minéraux. Ils sont couramment prescrits par les homéopathes, ou pris en automédication par des personnes qui en ont expérimenté

NOM	SOURCE	INDICATIONS
Calc. fluor.	Fluorure de calcium	Fatigue liée à la vieillesse (moins de muscles notamment)
Calc. phos.	Phosphate de calcium	Fatigue psychique ou émotionnelle (deuil, séparation, choc…)
Calc. sulph.	Sulfate de calcium	Fatigue physique « de base » : mauvaise digestion, anémie, mauvais sommeil…
Ferrum phos.	Phosphate de fer	Fatigue liée au surmenage physique ou mental
Kali mur.	Chlorure de potassium	Fatigue liée à un « mauvais sang » (problèmes immunitaires, anémie)
Kali phos.	Phosphate de potassium	Fatigues réelles qui ont pour origine des peurs diverses (angoisse, stress) ; typique des hypocondriaques
Kali sulph.	Sulfate de potassium	Fatigue physique accompagnée de troubles divers : troubles ORL (rhumes…), constipation, mal au dos ou aux articulations
Mag. phos.	Phosphate de magnésium	Fatigue émotionnelle et nerveuse (insomnie cause recherche du « Prince charmant », besoin d'être rassuré…)
Nat. mur.	Chlorure de sodium	Fatigue liée à une mauvaise assimilation des aliments et nutriments – convalescence physique ou psychique
Nat. phos.	Phosphate de sodium	Fatigue des personnes sans réserves (maigres, convalescentes)
Nat. sulph.	Sulfate de sodium	Fatigue nerveuse, déprime, maux de tête (souvent fragilité du foie et difficultés digestives)
Silicea	Dioxyde de silicium	Fatigue mentale uniquement (manque d'entrain, troubles de la mémoire, etc.)

les bienfaits. Tout comme l'homéopathie, ils sont inoffensifs et ne génèrent pas d'effet secondaire ; si vous vous trompez de produit, cela n'aura aucune conséquence, car soit la cellule a besoin de ce sel et elle se « sert », soit elle l'ignore et, dans ce cas, le sel reste à l'extérieur et est éliminé. Les sels se présentent sous forme de granules, ou de petits comprimés, à laisser fondre sous la langue.

La force douce des granules homéopathiques

L'homéopathie agit sur les symptômes locaux de la fatigue, et modifie durablement le terrain. Elle est intéressante lorsqu'il s'agit de s'attaquer à des troubles chroniques, et c'est le cas qui nous occupe. En fonction des signes observés, tournez-vous vers :

- *China* 9 CH contre la fatigue physique.

- *Kalium phosphoricum* 9 CH contre la fatigue nerveuse, à prendre quand le besoin s'en fait sentir, en particulier avant un effort intellectuel important ou si vous avez abusé de café ou de tabac pour « tenir le choc ».

- *Manganum* 9 CH est utile lors d'une convalescence (bronchite ou grippe), lorsqu'une petite fatigue perdure.

- *Cocculus* 9 CH est l'un des remèdes les plus « tendance » : il répond à la fatigue de la vie trépidante, bureau + enfants + maison, ou veillées prolongées répétées.

- *Trilium pendulum* 5 CH (3 granules matin et soir) en cas de règles très abondantes et fatigantes, ou *Phosphorus* 7 CH (même dosage) si elles sont carrément hémorragiques.

- *Causticum* si la libido est en chute libre. En doses : 9 CH le premier dimanche, puis 12 CH le suivant, puis 15 CH, puis 24 CH, puis 30 CH (donc, 5 dimanches de suite).

- *Picricum acidum* 9 CH en cas de fatigue générale où pointent des accès de paresse. En dose : une dose tout de suite, puis une chaque semaine si les symptômes persistent.

- *Bellis perennis* 5 CH, après des efforts physiques intenses. En dose : une tout de suite et une autre par semaine si la situation dure.

Cure de lumière contre idées noires

Vers la fin du mois d'octobre, on passe à l'heure du syndrome de dépression saisonnière, ou SAD. Le *Seasonal Affective Disorder*, directement lié au manque de lumière, mène tout droit à la déprime. Vous vous sentez fatigué, irritable, on vous accuse d'être « mal luné ». Pour vous remonter le moral, vous dormez comme un loir, mais d'un sommeil de mauvaise qualité, et vous mangez comme quatre, plutôt de bonnes choses grasses et sucrées que des haricots verts vapeur. La prise de poids qui en résulte peut être importante. Déroutant aussi, la sociabilité, la libido et l'envie de vivre peuvent descendre en flèche, et certaines personnes développent même des idées suicidaires.

Vous présentez tous les symptômes du blues de l'hiver, qui peut affecter n'importe qui. On recense environ 19 % de la population touchés par ce syndrome, dont 75 % de femmes mais, selon certains spécialistes, presque tout le monde en serait plus ou moins affecté. Il apparaît aux alentours de l'équinoxe d'automne, s'amplifie durant l'hiver et s'étend jusqu'au mois de mars. Aux premiers jours de l'été, tous les symptômes ont disparu, mais ces mois à broyer du noir sont décidément bien longs.

Le plein de lumière pour un esprit plus clair

Lors du SAD, la sécrétion de mélatonine, une hormone fabriquée par une glande dans le cerveau, est perturbée. Or, cette horloge maîtresse de l'organisme est directement influencée par la lumière du jour, qui baisse tant en hiver que l'œil n'en reçoit plus que 1 500 lux (unité de mesure d'éclairement lumineux, 1 lux = environ la lueur d'éclairage d'une bougie) contre 50 000 voire 100 000 lux lors d'une belle journée d'été ! Et c'est pire si vous restez confiné chez vous (soit 90 % du temps selon les statistiques), puisque seuls 300 à 500 petits lux parviennent jusqu'à votre pupille.

Souffrez-vous de SAD ?

Jusqu'à quel point êtes-vous affecté par l'arrivée de l'hiver ?

Signes	Pas de changement	Léger changement	Changement certain	Changement très marqué
Activité sociale	X	XX	XXX	XXXX
Humeur	X	XX	XXX	XXXX
Appétit	X	XX	XXX	XXXX
Poids	X	XX	XXX	XXXX
Libido	X	XX	XXX	XXXX
Énergie	X	XX	XXX	XXXX
Durée du sommeil	X	XX	XXX	XXXX

Plus vous comptabilisez de X, plus vous êtes affecté par le changement de saison.

Il est normal d'en additionner 7. Au-delà, soyez vigilant.

À partir de 12 croix, il est probable que vous souffriez d'une authentique dépression hivernale. Dans ce cas, vous relevez d'un traitement de photothérapie.

Pour éviter d'hiberner, surtout sortez, profitez du plus minuscule des rayons de soleil pour vous balader. Mais chez certaines personnes, ça ne suffira pas. Les plus chanceux partent au bout du monde, c'est en effet le meilleur moment de l'année pour aller s'étaler sur une plage des Maldives, les doigts de pied en éventail. Mais si ces vacances de rêve ne sont pas prévues au programme, la seule solution, c'est la cure de lumière, ou photothérapie.

Longtemps chasse gardée des hôpitaux, ces drôles de lumières – qui reproduisent exactement le spectre solaire – peuvent enfin illuminer votre maison. Une séance d'exposition d'une demi-heure par jour pendant une ou deux semaines suffit pour vous faire traverser l'hiver la tête haute et sans ronchonner. Vous pouvez trouver un appareil de photothérapie dans les grands magasins électroménagers (comptez plus de 150 euros) : c'est le plus pratique. Exposez-vous à sa lumière tous les matins, tout en vaquant à vos occupations. Si vous ne souhaitez pas vous équiper, renseignez-vous dans les hôpitaux près de chez vous afin de suivre cette cure de lumière salutaire. Certains généralistes ou psychiatres disposent également de cet appareil dans leur cabinet.

Découvrez les compléments alimentaires anti-déprime

Compte tenu de nos apports énergétiques, il n'est pas toujours possible de répondre aux besoins en micronutriments (vitamines et minéraux en tête), surtout en cas de stress prolongé, d'environnement pollué, de tabagisme. Si nous sommes loin du temps des carences avérées, lorsque le scorbut faisait tomber les dents des marins, la majeure partie de la population est cependant déficiente en vitamines et minéraux.

Le sens des valeurs

En outre, les valeurs « normales » ingérées par la population correspondent à des valeurs moyennes, ce qui n'a aucun sens si presque tous nos contemporains sont subcarencés ! Si vous vous sentez fatigué malgré une hygiène de vie correcte, nous vous conseillons une supplémentation quotidienne à l'aide de compléments alimentaires faiblement dosés afin de combler les besoins en magnésium, vitamines B, C et E notamment. Ne prenez pas de supplément contenant du fer. Si vous avez besoin de ce minéral (voir p. 46), sa supplémentation se fera à un autre moment.

Attention !
Une supplémentation ne remplace jamais une alimentation correcte, un bon sommeil ni une hygiène de vie adaptée. Inutile de se ruiner en pilules diverses si vous ne remplissez pas les conditions minimales pour être en pleine forme.

Prêt-à-porter

La lumière, le sport et la nutrition obtiennent de meilleurs résultats que les « médicaments de l'âme ». Ce sont les psychiatres qui le disent ! L'hygiène de la joie de vivre est de plus gratuite et évidemment sans effets secondaires… sinon positifs !

Pour éviter de tomber dans le piège des médicaments, controversés et réservés aux cas vraiment pathologiques, tous les moyens naturels sont bons pour stimuler la fabrication de nos multiples neurotransmetteurs (messagers du cerveau) du bonheur. Les spécialistes estiment que la majorité de la population réagit positivement à une complémentation « standard » qui, si on la compare au style vestimentaire, pourrait être du « prêt-à-porter ».

• Une supplémentation en **vitamines B** est indispensable.

Chacune apporte ses bénéfices : la B1 favorise les états de relaxation, la B6 contribue à la bonne humeur et à la détente, la B9 est anti-tristesse et anti-mélancolie (surtout pour les personnes âgées), la B12 possède d'indéniables propriétés contre la fatigue chronique. En gélules ou comprimés.

• Le **lithium** (à dose nutritionnelle, c'est-à-dire faible) est extrêmement efficace contre l'angoisse. En ampoules (oligoéléments).

• Une supplémentation en **vitamine C** permet de pallier la fatigue ressentie par les personnes déprimées.

• Les **acides aminés** permettent la fabrication de neurotransmetteurs. En comprimés, gélules…

• Le **calcium** est le principal nutriment « anti-anxiété ». Une petite cure de 1000 mg/jour vous fera le plus grand bien. Attention ! L'équilibre magnésium/calcium est important. Il faut toujours consommer 2,5 fois plus de calcium que de magnésium. Autrement dit, si vous vous supplémentez en l'un, pensez à augmenter proportionnellement l'autre.

Haute couture

Pour un traitement vraiment personnalisé, il est conseillé de faire appel à un médecin nutrithérapeute, qui prescrira un bilan en micronutriments. Ce profil nutritionnel est le reflet sanguin de nos capacités de défenses. Il est prescrit en général par un médecin spécialiste en nutrithérapie. Il indique :

• Les déficits en vitamines (notamment la C et E), ainsi qu'en certains minéraux (notamment le fer, le zinc et le sélénium). Il permet aussi de mettre en évidence une inflammation ou un risque cardio-vasculaire.

• Le profil des acides gras (oméga 3 et oméga 6

notamment, acides gras saturés ou non, etc.) trahit les apports, l'assimilation et le métabolisme des graisses. Indispensable pour comprendre les surpoids « rebelles » et affiner la recherche en prévention cardio-vasculaire.

• L'étude des neurotransmetteurs (à partir d'une analyse d'urine) évalue – dans le cas qui nous intéresse – la dopamine (« starter » de l'action) et la noradrénaline (« amplificateur » de l'action), mais aussi la sérotonine (qui fait dormir !). Ce test est important pour comprendre une fatigue physique et psychique, les troubles de l'humeur et du sommeil, les difficultés de concentration, etc.

Grâce au profil nutritionnel spécifique à chacun d'entre nous, il est possible de suivre une supplémentation parfaitement adaptée dont les résultats sont spectaculaires. Le traitement sera 100 % adapté à vos besoins.

Psychotropes, le mauvais réflexe

Au moindre coup de blues, le réflexe « psychotrope » est désormais acquis. Méfiance, car si ces médicaments peuvent rendre service dans certains cas bien particuliers, ils représentent un piège trop facile pour la majorité des blessures de l'âme, si douloureuses soient-elles. Sachez que les RMO (Références Médicales Opposables), qui établissent un cadre précis à la prescription des médicaments, stipulent que les hypnotiques ne doivent pas être prescrits pendant plus de quatre semaines. Le chiffre s'élève à douze semaines pour les anxiolytiques. Passé ce délai, non seulement les médicaments perdent de leur efficacité, mais encore le seuil nocif est atteint.

Le risque ? Voir apparaître des tremblements, une impuissance et une baisse de la libido, et surtout une dépendance/accoutumance. De plus, le mode d'action de la majorité des psychotropes est critiqué par de nombreux médecins spécialistes en nutrition : ils « pompent » nos vitamines, trompent l'organisme, nécessitent une supplémentation pour ne pas créer de nouveaux troubles, bref… Mieux vaut d'emblée opter pour des réponses plus saines.

Fleurs de Bach contre nerfs à vif

Plutôt que d'offrir un bouquet de roses à votre fiancé(e), rapportez-lui un flacon d'élixir floral. Il en existe 38, dont quelques-uns ont la prétention de soulager la fatigue nerveuse. Edward Bach, médecin de son état, affirmait que les émotions négatives pouvaient générer une maladie physique. Il affirmait également que certaines fleurs pouvaient apaiser nos tourments et, à constater le succès mondial des fleurs de Bach, on dirait bien qu'il avait raison. Dès le début du XXe siècle, Bach classa donc les 38 tourments de l'âme les plus fréquents, et y associa une fleur.

Les fleurs de Bach sont fabriquées selon une formule très simple – eau de source, fleur, soleil (ou même ébullition, parce que le soleil, en Angleterre…), on stabilise le résultat grâce à un bon alcool brandy. Vraiment pas mauvais !

Fleurs de Bach, mode d'emploi

Il n'y a pas plus simple. Commencez par identifier l'émotion qui vous traverse avec des mots simples et précis. Demandez éventuellement de l'aide à votre entourage, parce qu'il n'est pas toujours facile d'admettre que l'on est jaloux ou égoïste ! C'est fait ? Alors la moitié du chemin est parcourue.

Une fois que vous avez sélectionné la ou les fleurs qui vous conviennent, il suffit de prendre quelques gouttes plusieurs fois par jour, directement sur la langue ou diluées dans un verre d'eau. Il n'y a pas de posologie stricte. Normalement, ça marche vite, sauf si le problème est ancré depuis longtemps. Lorsqu'on n'a plus besoin de

son flacon, en général, on l'oublie tout simplement dans un coin !
Les fleurs de Bach sont à prendre en automédication, vous ne risquez absolument rien si vous en prenez trop ou pas assez. Elles n'agissent pas comme un médicament, mais délivrent un « message » à notre âme meurtrie. Attention ! Les élixirs floraux ne guérissent pas de troubles physiques.

À savoir :
On trouve désormais les fleurs de Bach sous forme de granules à laisser fondre dans la bouche, comme de l'homéopathie.

Attitude générale

- *Mimulus* (Mimule) : la fleur de la peur au quotidien. Peur d'être malade, d'échouer, de perdre son emploi, de mourir, des petites bêtes… tout ce qui peut être identifié.

- *Red chestnut* (Marronnier rouge) : la maman-poule (ou le papa-poule) qui imagine toujours le pire pour ses proches. Pour arrêter de les étouffer à force de vouloir les protéger…

- *Centaury* : pour toutes les personnes qui ne savent pas dire « non ».

- *Pine* : pour tous ceux qui culpabilisent, qui ne se pardonnent pas, qui s'excusent d'exister.

Problèmes professionnels

- *Gentian* (Gentiane) : en cas de découragement et de désespoir.

- *Star of Bethleem* (Étoile de Bethléem) : si vous êtes bouleversé suite à un licenciement.

Trop de travail

- *Olive* (Olivier) : contre l'épuisement en général, y compris émotionnel.

- *Vervain* (Verveine) : si vous êtes enthousiaste à l'excès et ne parvenez pas à vous détendre.

Examen ou permis à passer

- *Larch* (Mélèze) : contre le manque de confiance en soi.

- *Rescue* (mélange de fleurs) : pour calmer les nerfs juste avant une épreuve.

Séparation

- *Honeysuckle* (Chèvrefeuille) : pour arrêter de « ruminer » le passé.

- *Willow* (Saule) : contre le ressentiment et l'apitoiement sur son sort.

- *Walnut* (Noyer) : pour accepter le changement et se « faire plus vite » à la nouvelle situation.

Sommeil perturbé

- *Rock rose* (Hélianthème) : contre les rêves terrifiants.

- *White chestnut* (Marronnier blanc) : pour calmer les préoccupations et les discussions intérieures envahissantes.

- *Agrimony* (Aigremoine) : pour ceux que les inquiétudes cachées tiennent éveillés.

Êtes-vous un bon candidat à la DHEA… ou à une supplémentation hormonale anti-âge (ménopause, andropause) ?

La fatigue est la première cause de prescription de DHEA aux USA et en Europe. Les bénéficiaires rapportent tous un tonus physique et psychique à faire pâlir d'envie le plus en forme des jeunes adultes. Car attention : la DHEA ne s'adresse qu'aux 60 ans et plus, et encore, à condition qu'un dosage biologique montre une carence. Sinon, passez votre chemin : la DHEA ne changera rien à votre vie.

La DHEA est une hormone que nous fabriquons naturellement. Elle agit sur de multiples paramètres : elle augmente la libido, améliore l'humeur, rend moins « perméable au stress », soutient l'immunité, renforce la musculature, procure une énergie permanente mais sans excitation…

Comme nous en produisons de moins en moins avec l'âge, il est facile d'en déduire que le tonus a tendance à s'effilocher. Le Pr Samuel Yen, de l'université de San Diego (USA), a d'ailleurs montré dans une étude que lorsque le taux de DHEA était au plus bas et que les patients le compensaient avec un traitement, les résultats étaient spectaculaires. En quelques semaines seulement, 82 % des femmes et 67 % des hommes disaient retrouver leur énergie perdue et, un bonheur ne venant jamais seul, affirmaient se sentir mieux physiquement et psychiquement, et surtout dormir comme des bébés. Leurs proches les encourageaient à poursuivre le traitement, tant il est vrai qu'ils étaient reconnus comme moins anxieux et agressifs… disons plus faciles à vivre ! En revanche, un traitement court de moins de deux semaines ne donnait strictement aucun résultat.

Une seule hormone vous manque, et tout est déréglé

À partir de la cinquantaine, la délicate horlogerie hormonale qui régule notre fonctionnement peut déraper. Au début, légèrement, puis plus franchement. C'est souvent à partir de cet âge que les endocrinologues dépistent de magnifiques hypothyroïdies chez des « fatigués chroniques » qui ne savent plus comment s'en sortir. La plupart des hormones sont en chute libre (testostérone, progestérone, œstrogènes, DHEA, mélatonine…) et celles dont le taux augmente ne sont pas très recommandables (cortisol).

Or, un traitement substitutif bien conduit et finement adapté peut réellement vous « ramener dix ans en arrière », vous redonner dynamisme et joie de vivre si toutefois ils vous faisaient défaut. Le témoignage d'innombrables patients ne fait aucun doute, et il ne s'agit pas là du traitement substitutif de la ménopause. Les hommes peuvent aussi profiter de ce réajustement hormonal, notamment pour améliorer une sexualité parfois ralentie. Attention cependant : nous ne saurions trop insister sur la nécessité absolue de consulter un endocrinologue sensibilisé à ce type de traitement hormonal anti-vieillissement. Ne vous lancez JAMAIS dans une supplémentation hormonale en automédication.

Ce que la mélatonine peut faire pour vous

La mélatonine peut-elle anéantir votre fatigue ? Dans certains cas précis, oui. Pour une fatigue lambda, non. La mélatonine n'est pas une pilule miracle ni un médicament anti-fatigue, mais ses effets bénéfiques ont été largement prouvés dans certains domaines comme le décalage horaire (*jet-lag syndrome*).

La mélatonine est une hormone qui « rythme le temps » : notre cerveau la fabrique uniquement pendant la nuit, ce qui pose un vrai problème pour les travailleurs nocturnes. Ainsi, les symptômes du décalage horaire sont similaires à ceux des insomnies dites « par retard de phase ». Néanmoins, ce type d'insomnie n'est pas très courant et la mélatonine se révèle a priori inefficace pour les autres troubles du sommeil. A priori seulement, car un médicament dérivé de la mélatonine (donc plus facilement brevetable) devrait apparaître prochainement dans les pharmacies, avec l'indication « insomnie de la personne âgée », tandis qu'un autre devrait rejoindre le rayon déjà bien garni des antidépresseurs.

Par ailleurs, la dépression saisonnière hivernale (SAD – *Seasonal Affective Disorder*) peut s'améliorer avec la mélatonine. En raison du décalage de luminosité en hiver, il semble que les millions de personnes qui en souffrent chaque année aient « un train de retard » dans la production de cette merveilleuse hormone, ce qui expliquerait leur somnolence à des moments inopportuns. C'est d'ailleurs pourquoi la photothérapie ou luminothérapie (voir p. 124) fonctionne également de façon si spectaculaire dans ce trouble : le fait de se baigner de lumière chaque matin permet de recaler la synthèse de mélatonine dans la soirée.

En pratique

Si votre fatigue est liée à un rythme de vie particulier (travail de nuit notamment ou voyages fréquents), ou que vous êtes sujet à la dépression en hiver, la mélatonine peut certainement quelque chose pour vous.

Attention ! Ce produit est contre-indiqué en cas de grossesse ou d'allaitement, de troubles psychiatriques, de maladies auto-immunes, ainsi que chez les enfants.

Il faut toujours commencer par des dosages faibles (1 mg) souvent suffisants ; il existe un seuil de tolérance propre à chacun au-dessus duquel la mélatonine provoque notamment des maux de tête ou des troubles digestifs. Il n'est pas toujours facile de s'en procurer en Europe. On trouve néanmoins de la mélatonine végétale, et si vous avez une ordonnance, certaines pharmacies vous fourniront de la « vraie » mélatonine.

À savoir

D'autres hormones, telle l'hormone de croissance, luttent contre la fatigue de façon flagrante. Ces produits n'ont cependant pas reçu l'aval des autorités et il est délicat d'en faire la promotion. Il est particulièrement difficile de déterminer un dosage individuel précis, et des effets indésirables peuvent apparaître rapidement. Nous vous déconseillons formellement l'automédication avec ce type de produits.

À savoir

Si vos hormones sont déréglées, vous pourrez dormir comme un loir, manger à la perfection, suivre scrupuleusement votre programme sportif, vous supplémenter en vitamines… vous resterez fatigué. À l'inverse, ce n'est pas parce que vous suivez un traitement substitutif hormonal, quel qu'il soit (même s'il s'agit uniquement de DHEA) qu'il faut ignorer l'hygiène de vie. Un médicament n'a jamais remplacé une alimentation adéquate, faut-il le répéter ?

CHAPITRE IV

ÇA NE PASSE PAS

Rien à faire, ça ne va pas mieux. Vous avez réorganisé votre planning, refondu les bases de votre alimentation, vous arpentez de grands espaces verts le week-end et, malgré tout, vous restez à plat. Il existe de fortes probabilités pour que votre cas se situe dans les pages qui suivent.

Si, décidément, vous écartez ces derniers grands responsables, il va vous falloir employer les grands moyens. Pas tout seul : faites-vous aider, non d'un médecin pris au hasard qui vous prescrira un « remontant » inefficace, mais de spécialistes qui cherchent et trouvent... mais pas toujours ! Vous pouvez tenter par exemple le Centre d'exploration de la fatigue (adresse en annexe) – à ne pas confondre avec une clinique anti-fatigue ! Vous n'en ressortirez avec aucun traitement, mais muni d'une orientation, vers le psychiatre si vous êtes dépressif, vers le néphrologue si vous souffrez d'une maladie rénale, vers un centre d'exploration du sommeil si vous avez des troubles de cette nature, etc.

Les médecins qui y consultent évoquent avec surprise une cause fréquente de fatigue « inexpliquée » : le déni de maladie. De nombreux patients se savent porteurs d'un diabète depuis des années, mais sont persuadés de ne pas être malades parce que « dans la famille il n'y en a jamais eu ». Pareil pour certains cas de dépression, toujours mal acceptée. Mais, rappellent ces spécialistes de la fatigue (et il y en a peu !), la cause est rarement organique. Elle tient le plus souvent au mode de vie. Si vous vous levez tous les matins à 6 heures, faites votre jogging, vous occupez des enfants, filez travailler, ne mangez pas à 13 heures (si vous êtes une femme) ou avalez des quantités pantagruéliques de nourriture (si vous êtes un homme), puis rentrez chez vous sur les rotules à 21 heures pour vous jeter sous la couette, ne vous demandez pas pourquoi vous êtes harassé.

La cause de votre fatigue est-elle organique ?

Pour énumérer les causes de fatigue organique, plusieurs heures seraient nécessaires. En effet, dans une encyclopédie médicale, elle est fidèle et présente à toutes les pages. En fait, toutes les affections ont ce symptôme en commun, ce qui est logique puisque l'organisme est affaibli. Mais certaines maladies sont encore plus éreintantes que d'autres.

Une fatigue qui augmente au cours de la journée doit faire penser à une cause organique. À l'inverse, une fatigue qui survient le matin est rarement due à une maladie.

• Infections ou post-infection (période de convalescence d'une infection) : hépatite virale, mononucléose, brucellose, fièvre Q, maladie de Lyme, VIH-sida, tuberculose…

• Cancer et son traitement (radiothérapie, chimiothérapie, morphinique) ; certains cancers provoquent des affections fatigantes en elles-mêmes, tels les syndromes de Cushing ou de Eaton-Lambert.

• Troubles métaboliques ou hormonaux : maladie de la

thyroïde, insuffisance rénale chronique, troubles des ions sanguins (potassium, sodium), diabète, maladie d'Addison.

• Troubles dus à une maladie multiorganique : lupus, sarcoïdose.

• Maladie du foie : hémochromatose, maladie de Wilson, hépatite chronique sévère.

• Maladie neurologique : Parkinson, myasthénie, sclérose en plaques, hystérie, myopathie, intoxication par somnifères, syndrome d'apnée du sommeil, narcolepsie.

• Anémie.

• Certaines affections digestives : maladie cœliaque, maladie de Chrohn.

• Certains affections psychiatriques ou psychologiques (dépression).

• Certaines affections cardiaques : cardiopathie sévère, hypotension artérielle.

2 de tension

Les médecins entendent souvent les malades dire qu'ils sont fatigués parce qu'ils n'ont pas assez de tension. C'est faux ! Avoir une tension basse est un signe de bonne santé et un facteur de longévité. Nous ne sommes pas des ampoules électriques et ne « baissons pas d'intensité » si le « courant » devient plus faible – sauf lorsqu'elle chute vraiment, mais c'est alors une maladie qu'il faut rechercher.

Prenons l'exemple de la grippe : ce n'est pas la baisse de tension qui est responsable de la grippe, mais l'inverse. Cependant, il peut arriver que votre fatigue soit effectivement due à une tension trop basse, par exemple lorsqu'un traitement anti-hypertenseur est trop « fort ».

Le cas particulier du cancer

Lors d'un traitement contre le cancer, la fatigue est pratiquement constante, surtout lors des chimiothérapies. En cas de radiothérapie, la fatigue survient surtout en fin de traitement. Malheureusement, ce n'est pas parce que les séances sont terminées que vous allez retrouver la forme comme « avant ». Si vous avez du mal à récupérer, malgré de bonnes nuits de sommeil, votre cas est tout à fait normal et ne signale en rien une rechute. Simplement, le corps peut avoir besoin de plusieurs semaines voire de plusieurs mois pour se remettre d'aplomb.

La fatigue touche 80 % des cancéreux ; elle est majorée en cas de dépression. Malheureusement, elle est souvent minimisée par les médecins qui l'ignorent parfois purement et simplement. Ne vous sentez pas coupable d'être fatigué. Même si cette sensation pénible dure, elle finira par disparaître. Il n'existe aucun traitement spécifique, votre meilleur allié est encore et toujours une hygiène de vie correcte. Redoublez de vigilance sur l'alimentation, et surtout efforcez-vous de pratiquer une activité physique : vous vous sentirez beaucoup mieux, à condition de ne pas forcer. Ne choisissez jamais un sport par obligation de résultat : le critère n° 1 doit être le plaisir.

Dans tous les cas, ne vous découragez pas. Soit votre fatigue est difficile à surmonter mais elle est passagère, soit elle peut céder à un traitement de terrain ou à une amélioration de l'hygiène de vie.

Spasmophiles, les médaillés d'or de la fatigue

La première crise de spasmophilie, on s'en souvient toute sa vie. Tout simplement parce que les suivantes sont en tous points semblables. Et un jour ou l'autre, chaque spasmophile éprouve la terrible sensation de se vider de toute énergie vitale, ou même de mourir. Par la suite, il attend dans l'angoisse d'une prochaine crise. Du fait que la spasmophilie n'est pas une maladie « réelle » (aucun organe n'est atteint), il n'existe aucun traitement allopathique « réel », et cela peut paraître déprimant. En revanche, les médecines de terrain font des merveilles dans ce cas.

Des vaches et des hommes

La spasmophilie est due à une hyperexcitabilité neuromusculaire. Comme nous avons des muscles et des nerfs partout, elle peut se manifester partout. Voilà pourquoi elle est surnommée la maladie aux mille visages, et pourquoi il est si difficile d'en faire un portrait précis.

Mais, globalement, on peut dire que les spasmophiles se « sentent mal », parfois tout le temps, parfois par « crises », sans qu'il y ait forcément de rapport avec l'environnement. Ce n'est pas parce qu'on est soumis à un gros stress qu'on va forcément faire une crise : cette dernière peut survenir n'importe quand. Les patients peuvent être atteints de tremblements, de fourmillements dans les mains et les pieds, de crampes nocturnes, de contractures musculaires et/ou de battements incontrôlables des paupières.

Mais ils peuvent aussi se plaindre de douleurs abdominales (parfois si violentes qu'on les confond avec une crise d'appendicite !), de difficultés respiratoires, de flous visuels, de colite, d'humeur changeante, de maux de tête, d'extrémités froides, de malaises, de troubles digestifs, d'impression de boules dans la gorge, de « côtes qui se resserrent », de pics au niveau du cœur…

On peut être légèrement spasmophile, ou être franchement handicapé par ces attaques surprises. À l'extrême, le spasmophile peut faire des crises de tétanie : rythme cardiaque au plafond, respiration saccadée, muscles raides, paralysie presque totale… et ça passe. Cela vous consolera peut-être de savoir que l'on partage ces symptômes avec les vaches. Celles dont le pâturage est pauvre en magnésium souffrent de la « tétanie d'herbage ». Cette maladie est traitée par les vétérinaires par adjonction de magnésium dans la nourriture du début du printemps !

Après la crise

La spasmophilie est un état d'hyperexcitabilité nerveuse, c'est-à-dire que le système nerveux envoie trop d'influx vers les organes qu'il innerve. En cause : une mauvaise pénétration du calcium dans la cellule et un déficit en magnésium. On ne sait pas exactement pourquoi, mais peut-être que les personnes spasmophiles captent mal le magnésium, et donc il ne sert à rien de leur en donner s'il n'est pas absorbé. C'est pourquoi il faut toujours lui associer des « fixateurs », tels que la vitamine B6 et la taurine.

L'hygiène de vie est si importante dans la maladie spasmophile qu'elle en est le premier traitement, et de loin. Un spasmophile ne « joue pas la comédie » comme le croit souvent son entourage, et si l'on est spasmophile, en général on n'en « guérit » pas. Mais il est tout à fait possible d'espacer les crises jusqu'à en faire une par an voire moins, et encore, très atténuée. On garde cependant son terrain spasmophile (« affinité pour les spasmes »), qui refait surface si les conditions lui sont favorables.

SOS

C'est la crise, elle arrive, vous n'avez pas de calcium sous la main. N'inspirez pas profondément de l'air pur : c'est l'inverse qu'il faut faire. Prenez un sac plastique ou n'importe quel récipient fermé et respirez dedans. La raréfaction de l'oxygène augmente le taux de gaz carbonique, ce qui provoque une pénétration immédiate de calcium dans les cellules nerveuses. L'amélioration est instantanée.

Recommandations générales

1. Évitez les aliments pauvres (plats préparés industriels, céréales raffinées, salades en sachets…). Préférez toujours les produits frais, simples, de saison, les plats préparés « maison ». Chez les spasmophiles, un repas légèrement déséquilibré peut « prendre des proportions » et provoquer une crise. N'oubliez pas : un spasmophile est hypersensible à tout, y compris à la pauvreté en nutriments.

2. N'affamez jamais vos cellules en calcium. Les aliments riches en calcium : sardines en boîte AVEC arêtes, saumon en boîte AVEC arêtes, hareng en conserve AVEC arêtes, rhubarbe, figues séchées, épinards cuits, brocolis cuits, choux cuits, pissenlit, tofu, graines de sésame entières, produits laitiers.

3. N'affamez jamais vos cellules en magnésium. Reportez-vous p. 38.

4. Le stress peut provoquer une crise. Stress positif (naissance, promotion, gain au Loto), stress négatif (deuil, séparation, licenciement) mais aussi stress neutre (grand froid ou chaud, cohue). Protégez-vous.

5. La fatigue déclenche les crises. Malheureusement, les spasmophiles souffrent souvent de troubles du sommeil, eux qui ont tant besoin de dormir ! Un rythme de vie régulier est hautement conseillé, en évitant des sorties trop rapprochées en soirée. Pensez à toujours bien récupérer, notamment le week-end, en allant faire de grandes balades à l'air pur. Pratiquer une activité anti-stress est impératif : sport, yoga, taï chi, ce que vous voulez, mais là encore cette activité doit être régulière.

Attention si vous suivez un traitement allopathique quelconque : là encore, un rien peut vous déséquilibrer. Pensez-y par exemple si vous prenez des bêta-bloquants, des anxiolytiques ou des somnifères.

Conseils de supplémentation au long cours

Le recours aux oligoéléments est votre meilleure arme anti-spasmophilie. Choisissez-les en fonction de vos symptômes.

• Le **calcium**, quand rien ne va plus et qu'on est « serré », est l'arme absolue. Faites vite fondre 1 g de calcium effervescent dans un verre d'eau, vous allez revivre. Mais l'idéal étant de prévenir les crises, rééquilibrez en douceur votre terrain.

• Le **magnésium** est au centre du traitement de fond. Le spasmophile ayant justement des difficultés à absorber cet élément, choisissez un produit très bien assimilé, comme le magnésium marin. Plus un produit est naturel, plus il sera reconnu facilement par l'organisme, et donc assimilé rapidement.

• Le **phosphore** calme les crampes.

• Le trio **lithium-manganèse-cobalt** est efficace contre les troubles du sommeil.

• La **vitamine D** augmente l'absorption du calcium. En hiver, le manque d'ensoleillement nous empêche de fabriquer suffisamment de vitamine D et peut exiger une supplémentation (sur ordonnance uniquement).

La mer en poudre

La poudre de dolomite peut stabiliser une spasmophilie légère. Ce sédiment marin se présente sous forme de carbonate naturel double de calcium et magnésium, riche en divers minéraux. C'est un complément alimentaire que l'on peut trouver en magasin diététique ou en pharmacie.

Actifs surmenés, c'est grave docteur !

Vous voulez bien introduire quelques moments de calme dans vos journées trépidantes, mais quand ? Entre les enfants à passer chercher à l'école, les dossiers à terminer dans la soirée, les devoirs à faire réciter, les vacances à organiser, le minimum syndical pour ravitailler la maison et préparer de bons petits plats qui plaisent à l'homme, l'aérobic du lundi, la soirée hebdomadaire entre filles du jeudi, par où commencer ? C'est simple : par arrêter. Une fois que vous aurez compris que vous ne ferez jamais entrer trente heures dans une journée (c'est scientifiquement prouvé), vous aurez franchi un immense pas dans la compréhension de votre fatigue… et donc dans sa résolution.

Chaque seconde compte

Sur Internet, un site macabre propose un jeu imbécile. La death clock *(horloge de la mort) calcule, grâce à votre date de naissance et à quelques autres menus renseignements, le moment précis de votre décès. Au cas où vous auriez encore le sourire aux lèvres, une horloge apparaît : « Il ne vous reste à vivre que… »*

Le temps est devenu beaucoup plus qu'une obsession collective : c'est maintenant un luxe. Dans l'idéal, comment aimeriez-vous le remplir ? Ça y est, vous avez la réponse ? Alors dernière question : qu'est-ce qui vous en empêche ?

L'instinct de survie : commander une pizza

D'abord, arrêtez de vous croire indispensable. Bien souvent, les personnes « surbookées » le veulent bien, ce sont elles qui ont mis en place un système qui les fait tourner en rond. Un exemple parmi d'autres : si, à la maison, c'est vous qui préparez à manger et que, parfois, vous aimeriez mieux vous jeter à plat ventre sur le lit pour lire une BD, que va-t-il se passer ? Tout de suite, vous pensez à l'apocalypse. Vous verrez qu'il n'en est rien. Parfois, tout simplement, la personne qui partage votre vie et vous voit avachi(e) sur la couette peut comprendre sans que vous lui expliquiez. Si vous lui montrez où se trouve le congélateur (ou les pâtes et la casserole), il (elle) saura faire. Si une telle compréhension vous paraît improbable, exprimez-vous clairement et sans agressivité : « Je n'ai pas envie de préparer à manger. » La première fois, c'est sûr, ça déroute. Mais l'instinct de survie reprend vite le dessus, et ça ne tuera personne d'avaler une pizza livrée en 30 minutes, ou d'en profiter pour aller au restaurant.

Cette technique peut être reproduite dans tous les domaines, sans exception. Bien sûr, il n'est pas question d'en abuser, et il faut savoir être honnête avec soi-même : si vous avez promis à Lucas de lui faire réciter ses leçons ce soir parce que demain il y a une interro et que l'heure est grave, il faut assumer. Mais demain, à l'heure des devoirs, vous serez dans votre bain, point. Quelqu'un a une objection ? Non. Personne ne trouvera rien à redire à ce que vous vous isoliez du monde pendant une heure. Pareil au bureau : sans prendre de bain, rien ne vous empêche – si cela est possible – de dire « non ». Non à ce dossier en trop classé dans « urgence » alors que ce n'en est pas une. Non à ce sandwich avalé en quatrième vitesse comme chaque jour depuis des semaines, debout dans l'ascenceur, parce qu'il faut faire vite, vite, vite.

Du stress au burning out

Ces « non » n'ont l'air de rien, mais ils peuvent vous épargner un krach professionnel parmi les plus graves qui puissent arriver : le *burning out* (littéralement : « brûlés » par le travail). Cet épuisement total se présente sous une forme extrêmement simple. Un matin, vous vous réveillez et vous ne pouvez tout simplement pas vous lever. Vous ne pouvez pas vous rendre à votre travail, quel qu'il soit, quand bien même vous l'adorez.

Les victimes du *burning out* se sont toutes laissé envahir

par leur propre agenda et, ce jour-là, tout s'arrête. La plupart changent carrément de métier, et il n'est pas question en tout cas de remettre les pieds au bureau (magasin, cabinet…) durant les six mois à un an qui suivent la crise. Songez qu'au Japon, ce surmenage à l'extrême s'appelle le « karoshi » et qu'il tue, paraît-il, plus de 10 000 personnes par an !

En tout cas, en Europe, les psys sont clairs : le plus difficile pour les « brûlés », c'est d'apprendre à vivre avec eux-mêmes, car l'hyperactivité dissimule souvent un vide intérieur. En prendre conscience, c'est déjà un grand pas vers la guérison.

Time is money

Pendant cinq minutes, analysez l'engrenage « obligatoire » dans lequel nous nous débattons tous. Les années « chronopost-TGV-repas/minute-photos prêtes en une heure » nous font trop souvent oublier que nous n'avons qu'une vie et que nous sommes responsables de la façon dont on la garnit (ou on la sature, au choix).

Si vous travaillez trop, depuis trop longtemps, et que vous ne voyez pas le bout du tunnel, mieux vaut freiner avant d'être stoppé par le mur. Demandez-vous pourquoi vous travaillez autant : voulez-vous vous faire bien voir ? N'osez-vous pas demander de l'aide ? Comblez-vous un vide affectif ? Les raisons peuvent être multiples et sont souvent fondées. Mais même si vous reportez votre énergie sur le boulot, gardez-en un peu pour vous. Rappelez-vous que personne n'est parfait : on n'atteint jamais l'équilibre parfait, on ne mange jamais parfaitement, idem pour le sommeil, etc. L'important est de jouir de la vie : c'est ça qui est parfait !

La meilleure des thérapies, c'est de prendre du temps pour soi. Nous ne nous aimons pas assez… déplorent les médecins, eux-mêmes débordés. Et d'ajouter : « Il existe beaucoup de faux surmenés. Ce n'est pas parce qu'on passe des heures au bureau que l'on travaille de façon efficace, ce qui est alors pire que tout ! Ainsi, les plus fatigués ne sont pas toujours les plus surchargés de boulot, ni ceux qui habitent le plus loin. Non, les plus fatigués, ce sont ceux ou celles qui ne se sentent pas reconnus, ni entendus. » Nous vivons décidément dans une société bien brutale… Ce qui pousse les médecins à imaginer un nouveau type de fatigue, appelée « sociétale », justement directement en rapport avec cette non-reconnaissance, qu'elle soit professionnelle ou privée. Une seule solution : changer de vie.

Les médicaments sont-ils la cause de votre fatigue ?

Les corticoïdes, les antiallergiques, les relaxants musculaires, les médicaments contre la toux ou les anti-douleur renfermant de la codéine peuvent vous fatiguer. Attention aussi aux anxyolitiques et autres psychotropes, à l'origine de troubles de la concentration et de la mémoire, mais aussi de somnolence. En revanche, les antibiotiques ne fatiguent pas : c'est notre combat contre les agresseurs qui nous met à plat !

Par ailleurs, lorsque nous consommons régulièrement des médicaments, des carences se creusent peu à peu dans nos stocks de nutriments. En cas de maladie, il arrive que nous devions suivre un traitement, parfois à vie. Or, certains médicaments sont de véritables anti-aliments. Pour être métabolisés et pour pouvoir agir, ils piochent dans nos réserves de nutriments, parfois en grandes quantités, ce qui entraîne des effets secondaires, voire de véritables maladies, dites iatrogènes.

L'objectif est de compenser le mieux possible ces pertes en nutriments pour donner à l'organisme les moyens de lutter contre la maladie et de mieux supporter le traitement. Chaque catégorie de médicaments nécessite une supplémentation différente.

À l'inverse, certains composants de notre alimentation, ou certains suppléments alimentaires, interagissent avec les médicaments, empêchant leur absorption. Il est important de les connaître pour ne pas créer de « cocktails Molotov ».

Attention
Les laboratoires pharmaceutiques ne mentionnent pas sur les étiquettes les subcarences ou les carences qu'induit la prise de leurs médicaments. Lorsqu'ils notifient des précautions d'emploi, ce n'est pas pour éviter une carence ni une interaction avec des nutriments présents dans l'alimentation. C'est uniquement pour ne pas gêner l'action de leur médicament. Par exemple, il est recommandé de prendre la tétracycline (antibiotique) à distance des repas uniquement pour que ses effets ne soient pas amoindris par des interférences avec le calcium des produits laitiers.

Aspirine

Si l'aspirine cherchait aujourd'hui à obtenir une AMM (Autorisation de Mise sur le Marché), elle ne l'obtiendrait pas. Ce médicament, bien que banalisé, est très puissant. L'aspirine empêche l'absorption de la vitamine C et en plus en augmente la sécrétion urinaire. Des millions de gens en consomment, même à faible dose (200 mg/j). Or, chaque jour, cela creuse le « trou » dc vitamine C. Une hémorragie digestive peut même finir par se déclarer.

- **Que faire ?**

- Il est absolument indispensable de choisir une aspirine AVEC vitamine C : celle-ci a simplement pour but de remplacer le déficit induit par le comprimé d'aspirine lui-même. D'autant qu'on prend souvent ce médicament lors d'un épisode infectieux, alors que l'on a besoin d'une immunité sans déficience. Or, 95 % de l'aspirine consommée sont sans vitamine C ! C'est une erreur qui peut avoir des conséquences importantes. De nombreux experts estiment qu'il faut consommer autant de vitamine C que d'aspirine, uniquement pour que l'organisme retrouve son statut initial (si on prend un comprimé de 1 g d'aspirine, il faut y adjoindre 1 g de vitamine C).

Corticoïdes

Toute personne sous corticoïdes doit recevoir conjointement du potassium. C'est une erreur médicale de ne pas en prescrire. Mais on sait moins que les corticoïdes perturbent le métabolisme osseux, car ils inhibent le métabolisme des protéines (indispensables à la formation de l'os), entraînant parfois une véritable ostéoporose.

• **Que faire ?**

- La supplémentation doit apporter de la vitamine D, du calcium et un complexe vitaminique et minéral contenant du zinc afin de reconstituer la trame osseuse. Pensez-y surtout si vous souffrez d'une pathologie inflammatoire, polyarthrite rhumatoïde, sclérose en plaques… et que vous suivez un traitement corticothérapeutique.
- En cas d'utilisation ponctuelle, insistez avant tout sur une alimentation adaptée : poissons gras (précurseurs de molécules anti-inflammatoires), thé vert ou noir, vin rouge, fruits et légumes.
- Une supplémentation fortement dosée en antioxydants est à ajouter à ce « régime ».

Diurétiques

Les diurétiques peuvent être nocifs si on ne consomme pas assez de magnésium et de potassium : ils font perdre le magnésium dans les urines, ce qui entraîne de nombreux troubles, comme des arythmies cardiaques.

• **Que faire ?**
- Côté alimentation, pensez soja, oléagineux, poissons, fruits secs, légumes (surtout verts, car la chlorophylle est liée au magnésium), eau minérale riche en magnésium.
- Une supplémentation en magnésium, associé à un fixateur comme la taurine, est vivement conseillée.

Trinitrine

Ce médicament délivré pour les problèmes cardiaques (angine de poitrine) a besoin pour agir d'acides aminés soufrés (encore plus « demandés » et fragiles que la vitamine C). Comme il n'en contient pas, il utilise ceux de l'organisme. La trinitrine, prescrite sans acides aminés pour compenser ceux qu'elle utilise, finit par tellement en appauvrir les artères coronaires que le médicament ne peut plus agir, créant des risques d'infarctus.

• **Que faire ?**
- Se supplémenter en acides aminés soufrés comme la cystéine et la méthionine.

Pilule

La pilule provoque des carences dans toutes les vitamines du groupe B, particulièrement la B6 et la B9. Or, ces mêmes vitamines protègent du cancer du col et des malformations de l'enfant. C'est pourquoi, dans nombre de pays (États-Unis, Grande-Bretagne, pays scandinaves...), il existe des produits alimentaires courants, en supermarché, enrichis en vitamine B9. On trouve en France des céréales pour petit déjeuner enrichies en B9, mais elles sont trop sucrées pour être recommandables.

• **Que faire ?**
- Manger du foie (bio) sous toutes ses formes (de veau, de canard, d'oie, de chèvre, foie gras...), des œufs, des épinards et des champignons.
- Se supplémenter en diverses vitamines, et ce tout le temps de la prise de pilule. Le complément doit comporter des caroténoïdes, des vitamines C et E, du magnésium, du zinc et, bien sûr, les vitamines du groupe B (B6 et B9).

Caféine

La surconsommation de café et/ou de cola, mais aussi l'utilisation d'excitants contenant de la caféine (nombreux médicaments, du Guronsan à la Trinitrine caféinée, en passant par le Céphyl ou le Migralgine) inhibent l'absorption des vitamines B et augmentent l'excrétion urinaire de magnésium.

• **Que faire ?**
- Baisser sa consommation de caféine si possible.
- Se supplémenter (voir pilule).

Antibiotiques

Ils détruisent la flore du côlon, et celle-ci ne se reconstitue totalement que plusieurs mois après l'arrêt du traitement. Pour peu que vous soyez sous antibiotiques deux ou trois fois dans l'année, votre flore intestinale est perturbée en permanence. Or, c'est elle qui synthétise les vitamines B12 et K. À force, c'est un risque pour les os (ostéoporose) car la vitamine K fixe le calcium sur l'os. En outre, c'est la porte ouverte à de nombreuses affections inflammatoires.

• **Que faire ?**
- Reconstituer la flore après votre traitement antibiotique, en prenant des ferments probiotiques (en pharmacie). Les yaourts sont tout à fait insuffisants à ce stade.

- Éviter la prise de produits laitiers : le lait limite l'absorption de divers antibiotiques.
- En cas de supplémentation en minéraux, prendre ces derniers à des horaires différents, car de nombreux sels minéraux forment un complexe insoluble avec certains antibiotiques, pouvant réduire leur absorption de 50 à 90 % !
- Si ces traitements se répètent, peut-être avez-vous une faiblesse de terrain, qu'il serait bon de traiter afin de ne plus tomber malade ?

Calcium

Il ne s'agit pas ici du calcium présent dans l'alimentation, mais de celui que l'on trouve dans les suppléments alimentaires destinés le plus souvent aux personnes âgées. Les complexes contiennent d'ailleurs bien souvent de la vitamine D. Cette prescription est justifiée car les seniors mangent moins. Leurs apports calciques sont donc logiquement diminués, ainsi que ceux en vitamine D puisqu'ils s'exposent globalement moins au soleil. Cependant, en ne donnant que du calcium et de la vitamine D, on ne traite que l'ostéomalacie (ramollissement des os dû à une mauvaise minéralisation). Or, plus on vieillit, plus les tissus mous se calcifient : les os ramollissent mais les artères deviennent dures. Il faut donc impérativement du magnésium, qui évite la calcification des tissus mous.

• **Que faire ?**
- Opter pour un supplément alimentaire complet, qui inclut calcium, vitamine D, magnésium et zinc : ce dernier est indispensable pour les cellules qui fabriquent de l'os. Or, 100 % des personnes âgées sont déficientes en zinc ! Et le calcium à forte dose (1 g/jour) peut aggraver les manques en zinc… Cette simple supplémentation divise par trois le nombre de fractures chez les personnes âgées. Avec en plus une amélioration

notable de la pression artérielle. Une étude montre même qu'en commençant à se supplémenter à 84 ans, on abaisse de 75 % le risque de fractures ! Il n'est donc jamais trop tard pour bien faire…

Traitement hormonal substitutif (ménopause)

Les œstrogènes font chuter le taux de vitamines B (particulièrement B6 et B9), ainsi que les acides aminés tels que le tryptophane ou la tyrosine. Ces déficiences peuvent se traduire par une dépression, ainsi que des risques plus élevés de développer certains cancers.

• **Que faire ?**
- Bien réfléchir avant d'entamer un THS. Se renseigner, et pas seulement chez son médecin traitant.
- En cas de THS, boire 1,5 litre d'eau minérale riche en calcium par jour. Se supplémenter en vitamines B et en antioxydants. Veiller à conserver un bon apport protéique.

Anti-épileptiques

Ces médicaments sont des anti-B9 par excellence… ce qui augmente le risque de faire des crises d'épilepsie ! De plus, ils font chuter la minéralisation osseuse : les personnes sous anticonvulsivants souffrent d'ostéoporose quinze ans avant les autres.

• **Que faire ?**
- Manger suffisamment d'aliments riches en calcium (eaux minérales, yaourts, amandes, sardines en boîte AVEC arêtes).
- Se supplémenter en magnésium, B6-B9 (pour prévenir les troubles mentaux), vitamine E, vitamine D.

Anti-hypertenseurs

Tout dépend de la classe de médicaments. Lisez bien les étiquettes.

Les IEC

Les Inhibiteurs de l'Enzyme de Conversion entraînent une carence en zinc. Comme 80 % de la population générale en manquent déjà, la situation peut devenir problématique. De plus, l'âge aidant, ce minéral est de moins en moins bien absorbé. Escarres, infections et déminéralisation peuvent alors être au rendez-vous.

- **Que faire ?**

- Manger du zinc ! C'est-à-dire des huîtres, des fruits de mer, du poisson et de la viande, ou enfin des œufs. Le zinc végétal est très mal absorbé, donc supplémentez-vous si vous êtes végétarien.

Les diurétiques

Ils augmentent la perte de magnésium dans les urines.

- **Que faire ?**

- Se supplémenter en magnésium.

Les inhibiteurs calciques

Si l'hypertension est due au stress, elle ne porte pas sur la valeur haute de votre hypertension. Le magnésium seul peut être suffisant (sous surveillance médicale) en lieu et place de tout autre traitement. Pour l'hypertension essentielle, c'est-à-dire portant sur les deux chiffres, le magnésium permet de réduire les dosages des médicaments de 10 à 25 %.

- **Que faire ?**

- L'alimentation constitue la base du traitement. Fruits, légumes et céréales complètes doivent être consommés régulièrement, de même que les poissons gras. En revanche, il faut fuir les conserves, charcuteries en général et l'ensemble des produits industriels cuisinés, tous trop riches en sel. Évitez aussi l'eau de Vichy.

- Se supplémenter en magnésium. Attention, la forme galénique est importante : il faut prendre un sel de magnésium soluble dans les graisses + de la taurine, un fixateur de magnésium.

Chimiothérapie

Toute chimiothérapie provoque une baisse de vitamines B et de minéraux. Ensuite, il faut affiner au cas par cas, en fonction du cancer et donc du médicament utilisé. En cas de leucémie, il faut éviter la glutamine, etc. Une consultation s'impose évidemment pour définir avec le médecin nutrithérapeute ce dont vous avez besoin.

- **Que faire ?**

- Une supplémentation nutritionnelle globale permet aux malades de mieux supporter leur traitement : optez pour un produit généraliste.

Attention

Dans la plupart des cas, les antioxydants (alimentaires et en supplémentation) sont bénéfiques. Dans le cas de certains cancers, des spécialistes estiment qu'il vaut mieux éviter les antioxydants et le magnésium en supplémentation, pendant la chimiothérapie et la radiothérapie, car la tumeur pourrait s'en servir pour s'étendre et résister au traitement anti-tumoral.

Antidépresseurs

La plupart des personnes qui prennent des antidépresseurs pourraient s'en passer. Non que ces médicaments soient inefficaces, mais ils sont conçus pour venir à bout de la dépression, et ils sont bien souvent prescrits en cas de simple déprime. Selon la plupart des spécialistes, si l'on donne de la vitamine B9 à toute personne venant consulter un psychiatre, on note de toute façon une amélioration des symptômes.

• **Que faire ?**
- Se supplémenter en vitamines B en cas de traitement psychiatrique, et y associer du magnésium si les médicaments sont des neuroleptiques.
- Si l'on ne peut arrêter les antidépresseurs rapidement, prendre la même supplémentation que celle préconisée plus haut à « pilule ».

Feriez-vous par hasard une allergie alimentaire ?

Si vous doublez de volume après avoir avalé du poisson, pas de doute : vous souffrez d'allergie alimentaire. Une maladie qui progresse à une telle vitesse que la fréquence des chocs anaphylactiques dont elle est responsable a triplé en dix ans. Mais parfois, l'allergie n'entraîne aucun signe spectaculaire car elle ne met pas en jeu le système immunitaire. Les spécialistes parlent alors d'intolérance alimentaire, ou pseudo-allergie. Peu importe la distinction, parce qu'en fait les deux manifestations sont souvent indissociables.

Mais tandis que les « vraies » allergies sont toujours provoquées par des protéines, les « fausses » sont engendrées par n'importe quel nutriment ou aliment : alcool, caféine, théine, fromages fermentés, tous aliments entraînant une forte production d'histamine (poissons, crustacés, tomates, fruits secs, chocolat, vin blanc, salami...). Il arrive même que la consommation d'un aliment soit totalement incompatible avec l'organisme d'un individu : c'est parfois le cas du lait. Pour qu'il soit correctement digéré, une enzyme (la lactase) doit s'attaquer à son sucre (le lactose). Or, la plupart des adultes ne fabriquent plus de lactase.

Mauvaise digestion = mauvaise assimilation = fatigue

Bref : les relations entre les aliments et nous sont bien plus complexes qu'il n'y paraît. Le problème majeur est qu'en cas d'intolérance « discrète », on peut passer de longues années à mal supporter un produit sans s'en rendre compte. Or, lorsque la digestion se fait mal, le corps capte moins bien tout un tas de choses, et notamment les vitamines et minéraux. Ce qui provoque bien souvent une fatigue inexpliquée qui traîne en longueur. Essayer de la combattre à coups de vitamines ou autres « boosteurs » est inutile, puisqu'ils seront mal assimilés. Il est nécessaire de réharmoniser la flore intestinale avant tout traitement, mais aussi tout simplement pour enfin digérer correctement le simple plat de spaghettis qui se présente à vous.

Sherlock Holmes et votre vélo

Il n'est pas toujours facile de trouver l'aliment responsable d'une intolérance/allergie car il est caché au beau milieu du repas. De plus, la réaction du corps intervient parfois très tard, ou encore elle se manifeste sous des aspects non digestifs, comme une crise d'asthme. De plus, les conditions dans lesquels l'aliment allergisant a été avalé sont déterminantes. L'alcool, l'aspirine, le stress, le moment du cycle menstruel ou l'effort physique modifient la façon dont l'organisme accueille un aliment. On peut par exemple présenter une allergie alimentaire uniquement après avoir parcouru un certain nombre de kilomètres à vélo, tandis que le même aliment dégusté tranquillement à la maison sans activité sportive ne provoquera aucune réaction. Complexe immunité…

Et décidément, l'allergie donnera du fil à retordre au plus fin des Sherlock Holmes, car elle dépend en plus du terrain : on peut très bien être allergique à un aliment rarement répertorié comme allergisant, et parfaitement bien tolérer les œufs, réputés comme tels. En fait, on ne réagit pas à un aliment, mais à certaines substances allergisantes de cet aliment. En général, il s'agit de protéines, d'additifs, d'arômes ou de contaminants (résidus de pesticides par exemple). À vous de mener l'enquête pour trouver ceux qu'il vous faut fuir !

Problème : la plupart des aliments contiennent des protéines, et chacune d'elles est susceptible de déclencher une allergie chez les personnes prédisposées. Quand on sait qu'un aliment aussi simple en apparence que de la farine ou du poisson contient une quarantaine de protéines, on comprend mieux l'ampleur du risque. L'alimentation industrielle est un vrai casse-tête, car la composition des produits est si complexe que les fabricants eux-mêmes avouent ne plus savoir ce qui s'y trouve. Pratique pour savoir quelle est la substance qui vous agresse : agents de texture, colorants, arômes, redoutables métabisulfites que l'on trouve dans les crevettes, vins, apéritifs… ? Fuyez ces préparations, au demeurant jamais intéressantes pour la santé, et contre lesquelles les allergologues mettent en garde tous leurs patients.

Atelier « flore intestinale »

Toutes les personnes qui ont des difficultés digestives (constipation, diarrhées régulières, etc.) ont intérêt à surveiller leur flore intestinale de plus près. Si celle-ci fait bien son travail, les intolérances intestinales responsables de nombre de fatigues inexpliquées disparaissent comme par enchantement.

***1.** Consommez un yaourt chaque jour. Il nourrit la flore intestinale, lui permettant ainsi d'être plus performante. Préférez ceux qui contiennent des Bacillus acidophilus, un germe spécifique de l'intestin, présent depuis la naissance pour aider le nourrisson à digérer le lait de sa mère. Ce ferment présente un double intérêt : il dégrade la caséine* *du lait, protéine formée de très grosses molécules, en petites fractions pour les rendre plus digestes, et de plus il ensemence la flore intestinale d'un nombre impressionnant de germes vivants : 450 millions/ml ! C'est le seul produit laitier que nous vous engageons à consommer. Vous pouvez également opter pour les petites bouteilles de lait fermenté, type Yakult ou Actimel : nous regrettons cependant qu'elles contiennent aussi du sucre voire du caramel (toxique) et des additifs (arômes).*

***2.** Une cure « intensive » de ferments est parfois nécessaire pour remettre la machine en route, notamment après un traitement antibiotique. Il existe divers produits en pharmacie : choisissez ceux qui apportent au moins 5 milliards de bactéries à chaque prise.*

***3.** Si vous connaissez l'aliment déclencheur, évitez-le autant que possible. Si vous ne le connaissez pas, cherchez-le.*

***4.** La vitamine C réduit la gravité des manifestations, car elle inhibe l'histamine.*

***5.** L'acide aminé L-glutamine soigne l'intestin et renforce la barrière immunitaire, tandis que la L-histidine est antiallergique.*

Comment éviter la fatigue du « poids des ans » ?

« Malheureuse condition des hommes, se plaignait Montesquieu. À peine l'esprit est-il parvenu au point de maturité que le corps commence à s'affaiblir. »

C'est vrai, vieillir, c'est fatigant. On perd en moyenne 2 % de masse musculaire par an, et cette perte s'accélère avec l'âge. Tout effort devient plus coûteux en énergie.

Tous les muscles sont concernés par ce processus de vieillissement : ceux des bras et des jambes, mais aussi ceux du cœur, des poumons, du système sanguin… De plus, nos différents systèmes biologiques deviennent un peu moins performants face à l'effort. Et puis les hormones peuvent se détraquer légèrement… ou franchement (voir p. 134). Comme en plus la capacité d'absorption digestive diminue, le rendement énergétique des aliments est moindre, qu'il s'agisse des macronutriments (protéines, glucides, lipides) ou des micronutriments (vitamines, minéraux…). Cependant, tous les jeux ne sont pas faits pour autant. Il est tout à fait possible de prévenir cette forme de fatigue, à condition de respecter son corps et d'accepter de ne plus être un jeune adulte.

On a les muscles dont on a besoin

Seul l'exercice physique régulier permet de pallier l'accélération de la fonte musculaire liée à l'âge. Un muscle entraîné est un muscle préservé. Autrement dit, si vous être très actif, votre corps comprend que vous avez besoin de muscles pour vos activités, et il produit des fibres musculaires à la demande, ou au moins conserve les vôtres. Sinon, il n'en fabrique plus et laisse même filer les biceps et autres adducteurs dont vous étiez fier, car le muscle est très « cher » à entretenir d'un point de vue énergétique.

C'est pourquoi certaines personnes se sentent prématurément vieillies et donc fatiguées à 60 ans, tandis que d'autres pratiquent encore l'alpinisme à 72 ans. Simple question de volonté, de dynamisme préservé et d'entraînement. Mais attention ! Au cas où vous vous classez vous-même dans la catégorie des « sédentaires », prudence à partir de 40-50 ans.

Commencez (et continuez) raisonnablement car l'objectif est de préserver aussi l'ensemble des organes, le cœur, les poumons, les veines et les artères. En bonus : le sport assure une meilleure irrigation et une meilleure oxygénation de tous les tissus et du cerveau en particulier, essentielles pour prévenir la fatigue. L'exercice permet aussi de maintenir le capital osseux. Fondamental pour lutter contre l'ostéoporose, mais aussi pour préserver la masse musculaire. En effet, os et muscles sont intimement liés : plus les os sont épais, plus le corps fabrique de muscles pour les soutenir, et vice versa.

Préserver la quantité et la qualité de l'alimentation : une obsession

• Ne négligez pas vos apports en **protéines**, essentielles à l'entretien des muscles et de tout le corps en général. Consommez de la viande blanche et non grasse deux à trois fois par semaine ; deux fois par semaine, faites honneur au poisson gras, et deux autres fois au poisson maigre. Quatre œufs hebdomadaires ne feront en aucun cas monter votre cholestérol en flèche, et ils contiennent plein de bonnes choses, notamment pour le cerveau. Pensez aux légumineuses, bonnes sources de protéines végétales et de sucres lents !

• Vous avez un faible pour les **sucreries** ? Limitez leur consommation (sans vous l'interdire) en les remplaçant une fois sur deux par des fruits, secs si vous voulez. Leur saveur sucrée satisfera votre gourmandise, mais surtout ils vous apporteront des éléments précieux tels que vitamines, minéraux et fibres, totalement absents des charmantes boîtes de chocolats et autres calissons d'Aix…

• Côté sucres, justement, pédale douce sur tous les **sucres rapides** (voir p. 31). Si vous ne pouvez pas vous passer de sucre ajouté (dans les yaourts, le café ou le thé par exemple), remplacez le saccharose (sucre blanc classique) par du fructose. Ce dernier, issu des fruits, apporte exactement la même saveur mais son absorption est plus physiologique. On le trouve désormais facilement en supermarché.

• Volets **lipides**, faites la chasse aux graisses saturées (présentes dans les viandes grasses, le fromage, les produits laitiers, le beurre). Elles encombrent l'organisme et se déposent sur les artères. De plus, elles sont souvent longues à digérer, ce qui renforce l'impression de fatigue. Pour autant, ne faites pas une croix sur le gras ! Mais optez pour les graisses mono- ou polyinsaturées : huiles d'olive, de colza, de noix, de soja, de germe de blé. Ayez toujours à portée de main des noix, noisettes et autres amandes : voilà un grignotage sain !

Attention !
Si vous ne parvenez pas à vous débarrasser d'une fatigue par le repos et l'hygiène de vie, il faut consulter. Le médecin réalisera le bilan clinique nécessaire permettant d'apprécier l'état des différents organes (fonctionnement cardiaque, circulation artérielle et veineuse, irrigation cérébrale). Autant de paramètres indispensables à connaître pour déterminer les éventuelles causes physiques d'une fatigue. Il pourra aussi prescrire un bilan sanguin pour détecter un trouble hormonal (hypothyroïdie par exemple) ou des déficiences en minéraux ou vitamines, fréquentes à partir de la soixantaine. Ces micronutriments sont essentiels à toutes les réactions biochimiques de l'organisme : en manquer est non seulement source de fatigue mais aussi de vieillissement accéléré.

Qu'est-ce que vous avez dit ?

Il est curieux de noter qu'il n'est jamais fait mention de fatigue sensorielle dans le vieillissement. Pourtant, il est évident que lorsqu'on doit faire plus d'efforts tout au long de la journée pour voir, entendre ou goûter, cela fatigue. Il est difficile de quantifier ce facteur, mais une étude montre qu'une baisse de l'acuité visuelle de 15 % est responsable de près de 70 % de la fatigue quotidienne. Sans compter les maux de tête et éventuellement les crispations musculaires involontaires que ce handicap entraîne. Une paire de lunettes adaptée apparaît donc comme la base, et donc le passage chez l'ophtalmo comme une case « départ » qui peut rapporter gros. Côté oreilles, 25 % de sons en moins (notamment les aigus), c'est 50 % de fatigue en plus !

Protégez vos oreilles du vieillissement grâce aux micronutriments

Le monde du silence ne présente d'attrait que pour les plongeurs. Pour tous les autres, qui voient circuler les sons mais ne parviennent plus à les capter, la course contre le vieillissement auditif commence. D'autant que la baisse de l'acuité auditive engendre une fatigue insidieuse. Il existe des réponses appropriées qui, si elles ne permettent pas de miracle, empêchent un déclin auditif trop rapide, ce qui est déjà appréciable.

Il ne faut pas confondre « sourd comme un pot » et « dur de la feuille ». Un sourd n'a jamais entendu et communique plutôt bien avec son entourage par d'autres moyens. Mais pour celui qui entend de moins en moins bien, la sentence est sévère et la réaction unanime : tous les malentendants cherchent à retrouver le paradis perdu des décibels. Personne ne peut les blâmer, car que vaut une vie sans mots doux murmurés à l'oreille ?

On s'entend mal

Ce sont les surdités progressives de perception qui nous préoccupent dans ce livre, car ce sont de loin les plus fréquentes : elles concernent la partie nerveuse du système auditif, et plus particulièrement les cellules ciliées qui transmettent l'influx nerveux au nerf auditif. On les appelle aussi presbyacousie, ou vieillissement auditif. Progressivement, le cerveau de la personne perçoit moins de sons, les phrases deviennent hachées et s'enrichissent de « blancs », et des mécanismes de compensation se mettent en place : la vigilance s'aiguise, on s'isole pour téléphoner, la mémoire reconstitue les paroles manquantes. Mais ces ruses sont peu à peu dépassées elles aussi et on finit par entendre moins bien, et par ne plus s'entendre du tout. Aux sens physique et psychologique du terme.

Ça rend sourd

Selon une enquête de l'Inserm (Institut national de la Santé et de la Recherche médicale), parmi la population des 60 ans et plus, 1 personne sur 3 seulement entend correctement, 40 % ne se plaignent que d'une gêne légère et 30 % souffrent de malentendance réelle. Et plus de 5 millions de Français s'enfoncent chaque jour dans le silence. L'ennemi n° 1 : le bruit. Car dans certaines tribus isolées, où les sons les plus gênants viennent du gazouillis des oiseaux, les Anciens jouissent exactement de la même acuité auditive que leurs petits-enfants. Alors que faire ?

Je ne suis pas sourd, c'est toi qui ne parles pas assez fort

D'abord admettre la réalité : ce n'est pas en faisant semblant d'entendre correctement ni en accusant ses proches de mal articuler que les choses vont s'arranger. Donc, faire face au handicap naissant est la première condition pour renouer avec le fil de la communication. Ensuite, comprendre que les oreilles, comme tout autre organe, peuvent être protégées d'un vieillissement accéléré. Parmi les bons gestes de base, conserver à porter de mains des bouchons d'oreilles (type Boules Quiès) à offrir à vos tympans dès qu'un environnement trop sonore peut l'agresser (travaux, proximité d'aéroport, bruit de fond permanent, métro...).

Magnésium et compagnie : un concert de bienfaits

Enfin, passer à la protection « active ». Le Pr Ising a passé sa vie à prouver que le magnésium était le plus grand protecteur auditif connu et que, à l'inverse, un déficit magnésien provoquait et/ou aggravait les déficiences dans ce domaine. Même lorsque d'autres facteurs interviennent (troubles de la circulation, médicaments toxiques pour l'oreille, etc.), le magnésium peut limiter les dégâts.

À retenir : plus l'exposition au bruit est intense et/ou prolongée, plus le magnésium est requis. Même chose pour les infortunés spasmophiles, pour lesquels ce minéral a une fâcheuse tendance à se raréfier, surtout lorsqu'ils en ont le plus besoin.

Mais on peut encore affiner les apports. Ce bon vieux ginkgo biloba reste une valeur sûre (et testée) pour améliorer à la fois les défauts d'audition dus au vieillissement et les bourdonnements d'oreille. Cela prouve que la composante circulatoire est importante dans la santé de l'oreille. Les chercheurs pensent aussi que l'acide alpha-lipoïque protège des pertes auditives induites par les antibiotiques (la gentamicine, de la famille des antibiotiques aminoglycosides, largement utilisés pour traiter les infections de la cornée et du système urinaire). Cette substance, disponible sous forme de complément alimentaire, est un antioxydant et les scientifiques savent désormais que le glissement progressif vers la surdité est en grande partie lié à l'oxydation (autrement dit au vieillissement) des cellules, bombardées d'oxydants en tout genre.

Une association de vitamines B (B1, B6, B12 notamment), testée pour lutter contre les surdités partielles liées à la maladie de Menière (vertiges + bourdonnements d'oreilles), s'est également avérée au moins aussi efficace qu'un traitement conventionnel dans ce même cas. La vitamine E, antioxydante majeure, est toujours préconisée.

Par ailleurs, la vinpocétine s'est montrée supérieure aux agents vasodilatateurs classiques, permettant d'améliorer de façon notable la perception des décibels (jusqu'à 40 décibels de « mieux » pour les meilleurs « répondants » à cette substance). Tous ces produits existent sous forme de compléments alimentaires.

Dans tous les cas, quelle que soit la thérapeutique choisie pour retrouver une entente sinon parfaite, en tout cas cordiale, le leitmotiv est toujours le même : moins on attend, meilleurs seront les résultats.

Quand les décibels font grève

L'idéal est de faire diagnostiquer sa malentendance afin de vérifier qu'il n'existe pas de trouble organique. Dans ce cas, la supplémentation sera inutile et le mal progressera inexorablement. Dans le cas contraire, et si l'ORL consulté vous suggère simplement que « c'est l'âge » et qu'il faut « faire avec », vous pouvez vraiment améliorer votre déficit auditif grâce à une supplémentation adaptée et suffisamment dosée. Un complexe vitaminique classique est tout à fait insuffisant pour remonter la pente.

Dans les études et expériences, les dosages quotidiens prescrits étaient de 530 mg de vitamine E (naturelle !), de 25 mg d'acide alpha-lipoïque (on peut monter jusqu'à 400 mg), de 15 à 35 mg de vinpocétine, de 200 à 400 mg de magnésium. Les complexes de vitamines B « classiques » sont suffisants. Pour le ginkgo, conformez-vous aux dosages du fabricant. Attention ! Magnésium et taurine sont toujours dans un même bateau. Ils fonctionnent ensemble et s'assimilent mal si l'un des composants manque. Pour toute supplémentation plus personnalisée, consultez un médecin spécialiste en nutrithérapie (ce n'est pas un nutritionniste !).

Fatigue chronique : la tuile

Tout a commencé dans les années 80, lorsque de jeunes banquiers new-yorkais pleins aux as ont fait la queue chez le médecin pour se plaindre qui d'épuisement, qui de troubles de la mémoire, qui de douleurs articulaires. On les renvoyait le plus souvent chez eux, en les sermonnant un peu au passage : à force de tirer sur la corde, elle finit par casser, etc. À vrai dire, on pensait qu'il s'agissait là d'une juste et divine rançon de la gloire pour ces magiciens de l'argent qui étaient, somme toute, assez jalousés. Ils travaillaient trop, ils gagnaient trop d'argent, voilà où cela menait. Mais le corps médical finit par réaliser que cette sorte de grippe perpétuelle, surnommée « grippe de yuppies » (*Young Urbans Professionals*), touchait finalement tout le monde, et qu'une véritable épidémie déferlait sur l'Ouest des États-Unis. Sans trop savoir à quel nouveau démon il fallait s'attaquer, les médecins renommèrent alors cette affection le SFC (syndrome de fatigue chronique), ou CFIDS (*Chronic Fatigue and Immune Dysfunction Syndrome*), ou encore EM (encéphalomyélite myalgique).

Les personnes qui souffrent du syndrome de fatigue chronique s'énervent un peu lorsqu'on leur parle de « fatigue ». En effet, il y a autant de différences entre l'épuisement total qu'ils ressentent et la fatigue, qu'entre une migraine à tout casser et un simple mal de tête. De fait, décrit par l'OMS comme une maladie neurologique grave, ce syndrome est inscrit aux USA sur la liste des « maladies infectieuses, nouvelles, récurrentes et résistantes aux médicaments », aux côtés du paludisme et de la tuberculose.

Malades imaginaires ?

En France, parce qu'il n'existe aucun traitement satisfaisant, on préfère croire que les personnes qui s'en plaignent sont des malades imaginaires, ce qui est plus simple mais ne règle pas le problème ! Car la fatigue, elle, n'est pas irréelle. Que sait-on de cette calamité ? Pas grand-chose. Si l'on a la chance de tomber sur un médecin qui connaît l'affection, il en reconnaîtra les signes (souvent confondus au début avec d'autres maladies) : persistance d'un épuisement continu et sévère depuis plusieurs mois, malgré le repos. Souvent, la personne a dû abandonner l'idée même de travailler ou de s'occuper de sa maison : marcher 30 mètres est épuisant, suivre une conversation aussi… La vie « normale » est impossible. À l'inverse des états dépressifs, l'activité physique semble aggraver les choses (semble seulement, voir plus loin).

Cette fatigue totale et absolue s'accompagne de l'un ou plusieurs des symptômes suivants :

- Douleurs/faiblesse inexpliquées des muscles.
- Douleurs des articulations.
- Épuisement persistant pendant un ou deux jours après tout effort léger, et hors de toute proportion avec l'effort fourni.
- Légère fièvre.
- Ganglions cervicaux ou axillaires sensibles.
- Maux de gorge.
- Maux de tête d'un genre nouveau (nouvelle localisation, nouvelle intensité).
- Sommeil non réparateur.
- Troubles intestinaux.
- Troubles de la concentration ou de la mémoire.
- Troubles visuels transitoires.
- Troubles de l'humeur.

Aucun traitement disponible

Clairement, il ne s'agit pas là d'une maladie imaginaire. Elle touche officiellement 100 000 personnes aux USA (plusieurs millions d'après les associations) et nos voisins anglo-saxons comptent aussi leurs victimes. Chez nous, les fatigués chroniques, donc, n'existent pas. Ce qui ne les empêche pas de se plaindre de la même chose : un épuisement total dès le matin accompagné de douleurs musculaires et rachidiennes. Certains sont même obligés d'en passer par le fauteuil roulant ! De nombreuses théories circulent sur son origine virale, alimentaire, psychologique, micro-réveils durant la nuit, dépression sous-jacente, colopathie fonctionnelle, déséquilibre de la sérotonine… Mais comme rien n'est tranché, difficile de proposer un traitement quelconque.

Deux nouvelles : la bonne et la mauvaise

Commençons par la bonne : on guérit toujours de fatigue chronique. La mauvaise ? Ce peut être au bout de longues, longues, longues années… D'abord, le diagnostic doit être posé, ce qui peut prendre un certain temps étant donné que les médecins procèdent par élimination : vous êtes fatigué chronique si vous n'avez ni diabète, ni cancer, ni…

De nombreuses « fatigues chroniques » sont en fait liées à une véritable cause organique ou psychologique qui n'a pas été décelée, ou encore que le patient n'accepte pas. Il est en effet courant de voir en consultation des gens qui nient être surmenés – ou à l'inverse insuffisamment occupés –, qui « refusent » d'avoir un diabète et donc ne le soignent pas, etc. Toute autre cause éliminée, la fatigue est enfin qualifiée de « chronique ». Le parcours du combattant commence. D'abord l'hygiène de vie est souvent à remettre à plat : il faut réapprendre à manger, à dormir, à respirer, etc. C'est indispensable mais malheureusement insuffisant.

Vous ne pouvez pas, point.

Ensuite, accepter ses limites : pour l'instant, vous ne pouvez pas, vous ne pouvez pas, point. Ce premier pas franchi, courage : il semble que, contrairement à ce que l'on pensait, les meilleurs moyens de lutter contre la fatigue chronique soient le sport et la psychothérapie. C'est ce qui ressort d'une méta-étude (étude de toutes les études scientifiques sur un sujet) réalisée récemment. Exercice physique modéré, donc, pour lutter contre la fatigue à l'effort, et psychothérapie cognitive pour diminuer aussi la fatigue et améliorer la qualité de vie.

De la réglisse contre la fatigue chronique ?

À première vue, cela semble ridicule. Mais à seconde vue, ce ne l'est plus du tout. Il semble que bon nombre de personnes atteintes de cette maladie souffrent peut-être aussi d'un mauvais fonctionnement des glandes surrénaliennes – 70 % selon certaines estimations. Sans doute est-ce pour cela que certains médecins parlent de « fatigue surrénalienne » plutôt que de fatigue chronique. En tout cas, nombre de ces victimes produisent moins de corticostéroïdes, ce qui les expose à une perte importante de minéraux, surtout du sodium (sel). Moins de sel, cela signifie une réduction de la tension artérielle et du volume sanguin.

Un médecin italien, le Dr Baschetti, s'est débarrassé de sa propre fatigue chronique grâce à la racine de réglisse, qui fait monter la tension artérielle et favorise la rétention des liquides. Mais avant d'en arriver là, il avait parcouru un long chemin ! Ce qui l'a mis sur la voie ? Lorsqu'il mangeait très salé, il se sentait mieux. Étant donné les liens privilégiés entre le sel et la tension artérielle, ses déductions l'ont mené jusqu'à la réglisse. D'ailleurs, cette dernière est formellement déconseillée aux personnes hypertendues, et la substance qui rend cette plante « néfaste » à la majorité d'entre nous (l'acide glycyrrhizique) expliquerait justement qu'elle guérisse la fatigue chronique ! En tout cas, rien ne vous empêche d'essayer.

Rien à voir avec les bonbons

Selon une étude menée à l'hôpital John Hopkins (USA), les effets bénéfiques spectaculaires concernent 50 % des malades atteints de fatigue chronique, ce qui est inespéré au regard des résultats obtenus par toutes les autres thérapeutiques. Attention ! La réglisse que nous évoquons n'a rien à voir avec les bonbons aromatisés à la réglisse (qui est d'ailleurs bien plus souvent de l'anis). Il s'agit là de réglisse officinale, que l'on peut trouver en magasin d'alimentation naturelle ou en pharmacie.

Le Dr Baschetti conseille de dissoudre chaque jour dans du lait 2 g de réglisse pure (à laquelle on n'a pas retiré l'acide glycyrrhizique, ce qui n'est pas toujours le cas – renseignez-vous) et de consommer : vous devez vous sentir mieux dans les heures qui suivent. Sinon, augmentez les doses jusqu'à 5 g.

Attention !

La réglisse est contre-indiquée dans de nombreux cas et des surdoses ont déjà envoyé des gens à l'hôpital. Il est formellement déconseillé de se lancer seul dans une supplémentation à base de réglisse, surtout si vous êtes sous traitement quelconque ou si vous souffrez d'une autre maladie (diabète, trouble cardiaque, etc.).

Par ailleurs, la réglisse ne s'applique qu'au syndrome de fatigue chronique : si cette maladie n'a pas été diagnostiquée chez vous, NE PRENEZ PAS de réglisse, notamment si vous pensiez régler une simple fatigue persistante. La réglisse fait monter la tension : si vous êtes déjà hypertendu (ce peut être le cas, même si vous ne le savez pas), elle peut s'élever à un niveau dangereux. Consultez un médecin dans tous les cas avant d'entreprendre une telle supplémentation.

Mal partout : avez-vous le SPID ?

On se réveille un matin, et plus rien n'est comme avant. Mal partout, comme si on avait passé la nuit dans un train inconfortable. Et ça ne passe pas. Alors on se traîne, de consultations en médecins, en butte au scepticisme voire à la condescendance de ces derniers : c'est dans la tête, on vous dit. D'arrêt maladie en arrêt maladie, gavé d'anti-inflammatoires, on sent bien que la dépression s'installe sournoisement et en rajoute une couche. Avec un peu de chance, on finit enfin par atterrir chez un rhumatologue qui a entendu parler de cette drôle de maladie : vous avez le SPID, et on ne peut rien pour vous.

Le SPID (Syndrome Polyalgique Idiopathique Diffus), ou fibromyalgie, rend tout sauf « speed ». Il ressemble par certains côtés à la fatigue chronique mais la sensation qui domine est la douleur. Les malades sont formels : ils souffrent autant de leurs symptômes que de l'incompréhension du corps médical. Comme les bilans ne révèlent rien de « scientifiquement » anormal, leur mal est trop souvent nié, exactement comme la spasmophilie fut longtemps considérée comme une maladie créée de toutes pièces par des hystériques. Mais certains médecins sont optimistes. Oui le SPID existe, oui les malades souffrent depuis de longues années et leur douleur ne cède pas aux médicaments, et oui il existe une solution : le thermalisme.

Beaucoup de médicaments pour peu de soulagement

Les rhumatologues thermaux rappellent d'ailleurs que si la douleur est de type rhumatismal, il n'y a en réalité pas d'inflammation (les articulations ne sont ni rouges, ni chaudes, ni tendues). Donc, évidemment, les anti-inflammatoires sont impuissants… Ainsi que les cinq médicaments prescrits en moyenne chez tous les porteurs de SPID non diagnostiqués (antidépresseurs, anti-antalgiques, anti-inflammatoires principalement). Or non seulement ces traitements sont sans effets mais, pire, ils peuvent être dangereux !

À part ça, on ne sait pas grand-chose de cette étrange maladie. Certains affirment que les hormones jouent un rôle, arguant du fait que les femmes représentent l'immense majorité des victimes, et aussi qu'après la ménopause, le SPID disparaît. D'autres évoquent un « terrain » particulier : un tissu conjonctif fragile associé à une faiblesse musculaire chez des sujets plutôt émotifs et globalement peu actifs. Seule certitude : le médecin doit retrouver au moins 11 des 18 points douloureux répertoriés.

Attention !
Il faut toujours consulter un médecin pour écarter toute maladie organique, notamment un grand rhumatisme inflammatoire. Il n'existe aucun traitement classique contre le SPID, n'attendez pas pour faire les démarches nécessaires et profiter d'une cure thermale.

La solution thermale

Halte à la débauche de comprimés, tournez-vous vers l'eau. Le SPID est un syndrome douloureux qui touche globalement les articulations, les tendons et les muscles, qui sont contracturés. Le thermalisme traite l'ensemble car la cure s'attaque à tous ces problèmes. La douleur globale nécessite un soin sédatif, c'est le rôle d'une boue spécifique. Les massages, sous une rampe d'eau thermale qui sert de lubrifiant, dénouent les contractures musculaires. Les bains bouillonnants massent, décontracturent, délassent. Enfin, la douche térébenthinée agit comme traitement révulsif (elle crée une irritation cutanée au voisinage de l'articulation, déplaçant ainsi la douleur)…

Tout est pensé pour que vous vous sentiez mieux, y compris la durée de la cure : trois semaines loin d'un environnement familial parfois source d'anxiété, ça compte aussi.

> ***Dax : la boue qui soulage***
> *La boue de Dax est une préparation végéto-minérale, le péloïde. C'est du limon de l'Adour sur lequel, sous l'influence du soleil et du temps, se développe une flore algale. Les algues bleues produisent des cyanostimulines qui sont les éléments actifs de ces boues thermales : elles traversent la peau pour agir au niveau des articulations douloureuses.*

De retour à la maison, pas question de se laisser aller. Le médecin thermal vous incitera à améliorer votre hygiène de vie globale et vous serez invité à fréquenter votre piscine de quartier au moins une fois par semaine. Sans doute cherchera-t-il à comprendre pourquoi vous êtes victime du SPID. Sans être gravissime, cette affection peut être franchement invalidante et peut dans certains cas signaler une inadaptation ; par exemple, lorsqu'une personne croule sous les responsabilités, elle peut développer un eczéma, des troubles intestinaux ou… une fibromyalgie. C'est alors une véritable démission du corps, et vous replonger dans cet environnement inadapté vous rendra à coup sûr vos douleurs. Est-ce vraiment ce que vous souhaitez ?

Conclusion

Toutes ces fatigues sont certes invalidantes et peuvent perturber gravement la vie quotidienne. Cependant, n'oubliez jamais deux choses essentielles si vous avez l'impression que vous ne ressortirez jamais du tunnel. D'une part elles ne sont pas graves, c'est-à-dire qu'elles ne mettent pas en jeu le pronostic vital. D'autre part, toutes se guérissent, même s'il faut du temps, parfois beaucoup trop au goût de la personne qui en souffre. Pensez à traquer le plus petit rayon de soleil, la moindre bonne nouvelle, à profiter du plus infime moment de bonheur qui passe à portée de main. Alors, vous saurez que c'est gagné, parce que même si toutes ces « grosses fatigues » ne sont pas que dans la tête, c'est quand même par elle que vous remporterez chaque bataille contre l'asthénie et, pour finir, que vous gagnerez la guerre.

Annexes

Bilan classique

En cas de fatigue inexpliquée, si vous vous soumettez au bilan sanguin, voici ce que le médecin recherchera en premier lieu :

- Numération de la formule sanguine (suspicion d'une anémie si l'hémoglobine est inférieure à 11 g/100 ml)
- Ferritine (carence en fer si son taux est inférieur à 12 microg/l)
- TSH (hypothyroïdie si la valeur est très supérieure à 6 mU/l)
- Glycémie (suspicion de diabète si le taux est supérieur à 1,2 g/l)
- Créatinine (insuffisance rénale si elle est supérieure à 13-18 mg/l)
- Bilan hépatique (suspicion d'hépatite virale si transaminases très supérieures à 30 UI/l)
- Vitesse de sédimentation (suspicion de maladie inflammatoire si VS très supérieure à 8 mm à la première heure, et 16 mm à la deuxième heure).

Les résultats sont à adapter en fonction du sexe, de l'âge et du poids. Si toutes ces valeurs sont normales, des examens plus approfondis peuvent être pratiqués.

Adresses

Arts martiaux

Fédération nationale des enseignants de yoga, 3 rue Aubriot, 75004 Paris, tél. 01 42 78 03 05, Fédération française de hatha yoga, 50 rue Vaneau, 75007 Paris, tél. 01 45 44 02 59

Ashtanga Yoga. Centre Samasthiti, 27 boulevard Henri IV, 75004 Paris, tél. 01 44 07 31 33, ou Kim Roberts (kimyogini@hotmail.com) qui enseigne à l'Université américaine (11 rue Pierre-Villey, 75007 Paris) ou à l'Unesco (1 rue Miollis, 75015 Paris). À Calais : Brigitte Deroses, tél. 03 21 96 14 77, à Lille : Odile Morcrette, tél. 03 20 53 40 98, ou rens. www.ashtanga.net

Fédération française de judo et disciplines associées, 43 rue des Plantes, 75014 Paris, tél. 01 40 52 16 16 www.ffjudo.com

Fédération française de karaté et des arts martiaux affinitaires, 122 rue de la Tombe-Issoire, 75014 Paris, tél. 01 43 95 42 00 www.ffkama.fr

Fédération française d'aïkido-budo et affinitaires, 11 rue Jules-Vallès, 75011 Paris, tél. 01 43 48 22 22

Fédération de tai chi chuan et de Qi Gong, 17 rue du Louvre, 75001 Paris, tél. 01 40 26 95 50 www.tcfe.org

Fédération française de kyudo traditionnel, 22 rue des Jardins, 69100 Villeurbanne, tél. 04 78 80 24 68, internet : home.worldnet.fr/ffkt

École Shaolin Tao (kung-fu), 40 rue de Romainville, 75019 Paris, tél. 01 42 49 85 85

Union française de lutte contact, 31 bis rue Charles-Péguy, BP 11, 45430 Chécy, tél. 02 38 86 80 84

Centre d'exploration de la fatigue

CHU La Timone, bd Jean-Moulin, 13005 Marseille, tél. 04 91 38 75 73

Fatigue chronique

Association française du Syndrome de Fatigue chronique et de Fibromyalgie CFS/SPID, Résidence Porte de Gand, 9 rue du Pont à Raisnes, 59800 Lille, tél. 03 20 74 89 02, internet : http://asso.nordnet.fr/cfs-spid/

Fleurs de Bach

Distributeur officiel des fleurs de Bach, Lasserre, La Sablière, BP 4, 33720 Illats, tél. 05 56 62 57 00. Ce sont eux que vous devez contacter si vous cherchez un conseiller, www.bachcenter.com

Centre Bach, Mount Vernon – Sotwell, Wallingford OXON OX 10 OPZ GB, tél. 00 44 149 183 46 78

Homéopathie

Syndicat national des médecins homéopathes français, 60 bd Latour-Maubourg, 75007 Paris, tél. 01 44 18 62 23

Syndicat de la médecine homéopathique, 43 rue de la Belle-Image, 94700 Maison-Alfort, tél. 01 43 96 59 45

Laboratoires - contacts (compléments alimentaires cités dans ce livre)

(Nous précisons que nous citons librement ces sociétés parce que nous avons pu évaluer la qualité de leurs produits. Cela ne signifie pas que d'autres marques soient inefficaces !)

Bionutrics SA
Avenue Piedbœuf 13 A
B. 4053 Embourg – Belgique
Tél. 00 32 42 47 61 61

Institut Vital
Avenue Paul Langevin
BP 47
17183 Perigny Cedex – La Rochelle
Tél. 05 46 34 33 85

Pharma Nord
36 Grande Rue
78630 Morainvilliers - Orgeval
Tél. 01 39 08 07 80

Pilèje – La micronutrition
7 rue des Deux Provinces
49270 Saint-Laurent des Autels
Tél. 02 40 83 93 76

Robert Schwartz
Parc d'innovation, 67400 Strasbourg-Illkirch
(produit spécifique anti-stress : Nostress)

SOLGAR Vitamines
6 avenue des Roses
94386 Bonneuil Cédex
Tél. 01 43 77 34 34

Vit'all+ RCS Distribution
8 – 12 rue de la Galère
72013 Le Mans Cédex 2
Tél. 02 43 399 727

Si vous avez des difficultés à vous procurer un produit, envoyez-nous un mail : resterjeune@aol.com

Massages

Syndicat national des masseurs kinésithérapeutes rééducateurs, 15 rue de l'Épée de Bois, 75005 Paris, tél. 01 45 35 82 45

Association française des Praticiens en Drainage lymphatique manuel, 8 rue Émile Gilbert, 75012 Paris, tél. 01 43 42 04 68

Vital Team, massage et coaching vitalité (dans toute la France), pour particuliers et entreprises, 3 rue de l'Arc de Triomphe, 75017 Paris, tél. 01 40 55 91 10

Institut Lancôme, 29 rue du fbg Saint-Honoré, 75008 Paris, tél. 01 42 65 30 74. Le fameux soin minéral est inoubliable.

Centre Tapovan, 9 rue Gutenberg, 75015 Paris, 01 45 77 90 59. Des massages ayurvédiques hauts en couleur !

Oligothérapie

Institut de recherche sur les oligoéléments,

Rue de L'Isly, 75008 Paris, tél. 01 43 87 60 33

Plantes

Collège de phyto-aromathérapie, 127 bd Malesherbes, 75017 Paris, tél. 01 42 67 24 93

Société française de phytothérapie, 19 bd Beauséjour, 75016 Paris

Guayapi Tropical commercialise de nombreux produits à base de plantes, dont le guarana (vente sur place ou par correspondance), 55 rue Traversière, 75012 Paris, tél. 01 43 46 52 43

Sport

L'effet Stomp, mix d'exercices sur fond de percussions (Kamachi Freeness), tél. 04 66 36 99 00

Bouger au rythme latino (objectif : faire danser les non-danseurs) : salsa, hip-hop, funk, dance, tél. 04 42 91 02 80 ou www.planet-fitness.fr

Trampoline, fédération française de gymnastique, tél. 01 48 01 24 48

École du cirque, fédération nationale du cirque, tél. 01 49 46 00 00

Apprendre à placer son corps (méthode Pilates, prononcer « païlats »). Centre Pilates de Paris, tél. 01 45 08 44 29, Studio Pilates, tél. 01 42 72 91 74, Espace Pilates harmonie, Lille (59), tél. 03 20 55 14 51, Studio Cristiane Domenici à Cannes (06), tél. 04 92 99 15 74

Jouer au ballon parfumé (yoga/gyms orientales traditionnelles accompagnées d'un ballon parfumé), tél. Les Pyramides de Port Marly (78), tél. 01 34 80 34 80, Fit Studio à Lyon (69), tél. 04 78 24 62 40

Retrouver son équilibre (le Core Training), tél. 01 30 97 51 14 ou sur www.rebok.fr

Escalade, très tendance pour prendre de la hauteur, tél. 01 40 18 75 50 ou www.ffme.fr, ou Association Mur Mur (Pantin – 93), tél. 01 48 46 11 00

Roller, RSI, tél. 01 56 61 99 61 ou www.rsi.asso.fr, tél. Vertical Line 01 47 27 21 21 ou www.vertical-line.com, tél. Glisse Attitude 01 44 61 04 00 ou www.rollers-coquillages.org

Bibliographie

Être au top à chaque heure, Dr Marc Schwob, Éditions Hachette, 1998.

Le guide des nouveaux stimulants, Thierry Souccar, Éditions Albin Michel, 1997.

La bible de l'aromathérapie, Nerys Purchon, Éditions Marabout, 2001.

Le livre anti-fatigue, Dr Yann Rougier, Éditions Michel Lafon, 2001.

Le sommeil, Dr Michel Lecendreux, Éditions Solar, 2001.

Cures miracles, Jean Carper, Éditions de l'Homme, 1998.

Encyclopédie des médecines douces, Éditions Minerva, 2000.

Pleine forme, 60 conseils, Éditions Hachette, 2002.

Le guide des vitamines et des oligoéléments, Anne Dufour, Danièle Festy, Éditions Hachette, 2002.

De la fatigue, Jean-Louis Chrétien, Éditions de Minuit, 1996.

DHEA, Mode d'emploi, Anne Dufour, Dr Pierre Nys, Éditions Marabout, 2001.

Santé et ordinateur, Joanna Bawa, Éditions J'ai Lu, 2000.

L'énergie au menu, Nic Rowley et Kirstent Hartvig, Éditions Solar, 2000.

Le droit à la paresse, Paul Lafargue, Éditions Mille et Une Nuits.

Éloge du repos, Paul Morand, Éditions Arléa.

Une apologie des oisifs, Robert Louis Stevenson, Éditions Allia.

Apprendre à vivre, Sénèque, Éditions Arléa.

La paresse comme vérité effective de l'homme, K. Malévitch, Éditions Allia.

Du bon usage de la lenteur, Pierre Sansot, Éditions Payot.

La lenteur, Milan Kundera.

L'Art de la sieste, Thierry Paquot, Éditions Zulma.

Éloge de la sieste, Bruno Comby, Éditions F.X. de Guibert.

Pleine forme : calme et énergie, Éditions Solar.

Maigrir selon son profil hormonal, Dr Pierre Nys, Éditions Marabout, 2002.

Différents tests pour mesurer sa fatigue

L'échelle de fatigue MFI (Multidimensional Fatigue Inventory)

Libellé	Cochez si c'est votre cas	Thème exploré
1. Je ne me sens pas en forme		Fatigue générale
2. Physiquement, je me sens capable de ne faire que très peu		Fatigue physique
3. Je ne me sens pas actif (active)		Baisse d'activité
4. Je n'ai pas envie de faire des choses, même « bonnes »		Baisse de motivation
5. Je me sens las (lasse)		Fatigue générale
6. Je crois que j'en fais beaucoup dans une journée		Baisse d'activité
7. Quand je fais quelque chose, j'ai du mal à me concentrer		Fatigue psychique
8. Physiquement, je n'arrive à rien		Fatigue psychique
9. Je redoute d'avoir quelque chose à faire		Baisse de motivation
10. Je crois que je fais très peu dans une journée		Baisse d'activité
11. Je me concentre bien		Fatigue psychique
12. Je suis reposé(e)		Fatigue générale
13. Il me faut beaucoup d'efforts pour me concentrer		Fatigue psychique
14. Physiquement, je me sens en mauvaise condition		Fatigue psychique
15. Je n'ai aucun projet particulier		Baisse de motivation
16. Je me fatigue facilement		Fatigue générale
17. Je n'achève que très peu de choses		Baisse d'activité
18. J'ai envie de ne rien faire		Baisse de motivation
19. Mes pensées s'égarent facilement		Fatigue psychique
20. J'ai l'impression d'avoir des courbatures partout		Fatigue physique

Fatigue générale : 1, 5, 12 et 16
Fatigue physique : 2, 8, 14 et 20
Baisse d'activité : 3, 6, 10 et 17
Baisse de motivation : 4, 9, 15 et 18
Fatigue psychique : 7, 11, 13 et 19

Nous avons adapté le texte de ce test, qui est un instrument d'auto-évaluation mis au point par un Néerlandais, E.M. Smets. Il est considéré comme pertinent par l'ensemble de la communauté scientifique.

Lors des études pour analyser la fatigue des patients, les médecins retrouvent un score général supérieur à 12 (c'est-à-dire que les personnes ont coché au moins 12 des 20 cases du test).

L'échelle de somnolence d'Epworth

Vous arrive-t-il de vous endormir dans les situations suivantes (0=jamais, 3=toujours) ? Un score supérieur ou égal à 16 est considéré comme pathologique.

SITUATION	**0**	**1**	**2**	**3**
Assis en train de lire				
En train de regarder la télévision				
Assis, inactif, dans un endroit public				
Comme passager dans un véhicule en mouvement				
Allongé l'après-midi				
Assis en train de parler à quelqu'un				
Assis après un repas sans alcool				
Dans un véhicule à l'arrêt dans un embouteillage				

L'échelle de fatigue de Pichot

Parmi les propositions suivantes, déterminez celles qui correspondent le mieux à votre état : 0=pas du tout, 4=extrêmement. Un score supérieur ou égal à 20 est considéré comme pathologique.

SITUATION	**0**	**1**	**2**	**3**	**4**
Je manque d'énergie					
Tout demande un effort					
Je me sens faible à certains endroits du corps					
J'ai les bras ou les jambes lourdes					
Je me sens fatigué sans raison					
J'ai envie de m'allonger pour me reposer					
J'ai du mal à me concentrer					
Je me sens fatigué, lourd et raide					

Attention
Apprendre à distinguer fatigue et somnolence dans le cadre du diagnostic des somnolences diurnes

	Epworth < 16	Epworth >= 16
Pichot < 20	Hypersomnies secondaires (syndrome d'apnées du sommeil, syndrome des jambes sans repos)	Hypersomnies primaires : (narcolepsie, somnolence diurne excessive)
Pichot >= 20	Dyssomnies (fibromyalgies)	Hypersomnies secondaires, privations de sommeil, troubles du rythme circadien

TABLE DES MATIÈRES

Chapitre III

Chapitre IV

2876

Imprimé en Allemagne par Elsnerdruck

pour le compte des
Nouvelles Éditions Marabout
D. L. n° 30020 – janvier 2003
ISBN : 2-501-03929-7
403612-5 / Édition 01